# Dieta de hígado graso en español/Fatty liver diet in Spanish:

*Guía sobre cómo terminar con la enfermedad del hígado graso*

# Tabla de contenido

El siguiente Book se presenta con la finalidad de proporcionar información lo más precisa y fiable posible. A pesar de esto, la compra de este Book puede considerarse como un consentimiento de que, tanto el editor como el autor de este libro, no son de ninguna manera expertos en los temas tratados en él y que cualquier recomendación o sugerencia que se haga en el presente documento, es sólo para fines de entretenimiento. Se deben consultar a los profesionales cuando sea necesario antes de emprender cualquiera de las acciones aquí aprobadas.

Esta declaración es considerada justa y válida tanto por la Asociación Americana de Abogados como por el Comité de la Asociación de Editores y es legalmente vinculante en todos los Estados Unidos.



La información de las páginas siguientes se considera, en general, como un relato veraz y preciso de los hechos y, como tal, cualquier falta de atención, uso o mal uso de la información en cuestión por parte del lector, hará que las acciones resultantes queden exclusivamente bajo su responsabilidad. No hay escenarios en los que el editor o el autor original de este trabajo puedan ser considerados, de alguna manera, responsables por cualquier dificultad o daño que les pueda ocurrir después de haber realizado la información aquí descrita.

Además, la información de las páginas siguientes está destinada únicamente a fines informativos y, por lo tanto, debe considerarse como universal. Como corresponde a su naturaleza, se presenta sin garantía de su validez prolongada o de su calidad provisional. Las marcas registradas que se mencionan se hacen sin consentimiento por escrito y de ninguna manera pueden ser consideradas como un endoso del titular de la marca registrada.

# Introducción

Tener un papel activo en su salud es importante. Si está preocupado por su hígado, es posible que haya oído hablar sobre la desintoxicación, limpieza o lavado del hígado. Su hígado, el segundo órgano más grande de su cuerpo, procesa medicamentos externos y nutrientes internos además de asegurarse de que su cuerpo elimine las toxinas potencialmente dañinas. Muchas personas deciden hacer una desintoxicación del hígado después de un consumo prolongado de alcohol procesado para ayudar a su cuerpo a eliminar estas toxinas. Otras personas recurren a una desintoxicación del hígado para ayudar en su vida diaria. Además, otros consideran una desintoxicación del hígado cuando han desarrollado una enfermedad hepática y están buscando opciones de tratamiento adicionales.

Al igual que otras desintoxicaciones, hay variaciones disponibles y ciertas cosas que debe saber antes de comenzar. Por ejemplo, hay diferentes alimentos y bebidas que son buenos para apoyar la salud de su hígado, y otros alimentos y bebidas que pueden ser dañinos. Algunas desintoxicaciones son mejores para un solo día, mientras que otras pueden durar hasta una semana o más. Algunas en realidad son muy poco saludables para su cuerpo, mientras que otras respaldan sus necesidades nutricionales. Estas son solo algunas de las razones por las que debe prestar atención a lo que elige hacer para desintoxicar su hígado y también para apoyar su salud en general.

Desintoxicar su hígado le ayuda de varias maneras. Primero, lo más probable es que comience a sentirse mejor al principio del proceso. Se sentirá más ligero, saludable y enérgico. En segundo lugar, ayudará a su cuerpo a comenzar a adaptarse a una dieta saludable en lugar de a consumir alimentos y bebidas poco saludables. Finalmente, comenzará a eliminar el exceso de toxinas y la acumulación de grasa de su cuerpo.

La razón por la que experimenta estos increíbles beneficios es que una desintoxicación del hígado, especialmente aquellos centrados en su salud y función hepática, elimina los alimentos procesados y el alcohol de su dieta por un período de tiempo. Los alimentos y bebidas en estas categorías son alimentos ricos en calorías, azúcar y grasas que no brindan un nivel proporcional de nutrientes. Otros beneficios incluyen un enfoque en los alimentos integrales, lo que significa que se eliminan muchos alimentos a los que las personas son sensibles. Por ejemplo, la mayoría de las desintoxicaciones requieren que dejes de comer alimentos y lácteos ricos en gluten.

Su hígado es de vital importancia para la función de su cuerpo, y realizar una desintoxicación del hígado es una excelente forma natural de apoyar la función saludable del hígado y curar el daño a su hígado. No siempre es posible reparar el daño existente, pero las desintoxicaciones pueden prevenir daños futuros y apoyar su salud general mientras tanto.

Los médicos dicen que las desintoxicaciones del hígado no son importantes para su salud o para el funcionamiento del mismo. No hay pruebas de que ayuden a eliminar las toxinas después de haber ingerido demasiada comida o alcohol. Tampoco hay evidencia de que reparen el daño hepático que ya ha sucedido.

## Algunas cosas que debe saber sobre la seguridad de las desintoxicaciones hepáticas

Si ya tiene una enfermedad hepática, debe trabajar estrechamente con su equipo médico para tratar su hígado. Hable con ellos sobre una limpieza hepática y asegúrese de permanecer bajo su supervisión mientras completa la desintoxicación. Asegúrese de elegir una desintoxicación que sea buena para usted con un enfoque en la nutrición y la salud en lugar de la pérdida de peso o los aditivos químicos. Otras consideraciones incluyen:

- Tenga cuidado con los productos de desintoxicación del hígado disponibles para la venta en una tienda. Estos pueden contener ingredientes dañinos y también pueden hacer afirmaciones falsas con respecto a la seguridad y efectividad del producto.
- Un jugo que no está pasteurizado tiene el potencial de enfermarlo. El riesgo aumenta para las personas que tienen un sistema inmunológico débil y también para los ancianos.
- Otras enfermedades pueden empeorar con una desintoxicación del hígado. Por ejemplo, una desintoxicación hepática con jugos por 24 horas puede irritar y empeorar una enfermedad renal preexistente. El ayuno antes o durante la desintoxicación puede empeorar la hepatitis B. Si tiene alguna otra enfermedad y está considerando realizar una desintoxicación del hígado, asegúrese de hablar con su profesional médico sobre cualquier posible conflicto con la desintoxicación.
- La diabetes es otra enfermedad que requiere intervención y supervisión médica. Nuevamente, asegúrese de trabajar con su equipo médico para asegurarse de que su desintoxicación no interfiera con ninguna otra afección médica, como la diabetes.
- Pueden ocurrir efectos secundarios que incluyen deshidratación, dolores de cabeza, aturdimiento o debilidad, especialmente si elige ayunar como parte del proceso.

## Mantenga su hígado saludable

La salud de su hígado está determinada por su genética y salud general. Su entorno, estilo de vida y dieta, también afectan la salud de su hígado. Hay cosas que puede hacer antes, durante y después de su desintoxicación para ayudar a mantener su salud general y la salud de su hígado. Algunas de las siguientes pautas son beneficiosas, especialmente si está predispuesto a la enfermedad hepática. Por ejemplo, un historial de enfermedad hepática en su familia o el consumo excesivo de alcohol puede aumentar la probabilidad de que desarrolle la enfermedad del hígado graso. Las pautas son las siguientes:

1. Reduzca su consumo de alcohol.
2. Todos los días, concéntrese en comer una dieta bien balanceada. Esto incluye proteínas, granos integrales, semillas, nueces, vegetales frescos y frutas.
3. Obtenga y mantenga un peso saludable para su edad, sexo y altura.
4. Trate de hacer ejercicio de moderado a alto todos los días. Si ha estado inactivo o solo mínimamente activo, asegúrese de trabajar con su profesional médico antes de adoptar cualquier cambio de estilo de vida nuevo.
5. La hepatitis es muy peligrosa para su salud general pero especialmente dañina para su hígado. Minimice la probabilidad de contraer hepatitis al:

    - Evitar las relaciones sexuales sin protección con personas que no conoce bien.
    - Sea condescendiente con salones de tatuajes acreditados y estériles para cualquier tatuaje que se haga.
    - Use sus propios artículos domésticos, cepillos de dientes y maquinillas de afeitar.

- No uses drogas ilegales. Si decide utilizarlas, no comparta pajillas o agujas con otros.

## Las principales razones para completar una desintoxicación del hígado para prevenir y curar la enfermedad del hígado graso

1. Bajar de peso.
2. La bilis es lo que elimina la grasa y las toxinas de su cuerpo y su hígado produce bilis. Esto significa que, para perder peso, necesita producir suficiente bilis para sacarla de su cuerpo. Si ha estado luchando para perder peso, esta podría ser la razón.
3. Eliminar los cálculos hepáticos.
4. Su hígado no solo acumula grasa; También puede acumular colesterol. Esto crea cálculos hepáticos y puede ser increíblemente doloroso y perjudicial para su salud.
5. Desintoxicación corporal general y apoyo a la salud.
6. Cuando hace una desintoxicación, elimina toxinas de su cuerpo. Cualquier exceso de toxinas puede dañar su cuerpo en múltiples lugares. Es por eso que una desintoxicación del hígado promueve su salud en todas las áreas.
7. 4. Mejora los niveles de energía.
8. El hígado elimina las toxinas y los nutrientes a través de su cuerpo.
9. Cuando no funciona correctamente debido a la acumulación de grasa, es posible que los nutrientes no lleguen al torrente sanguíneo como lo necesita. Esto puede hacerle sentir lento y fatigado. Cuando vuelva a funcionar el hígado, es probable que el aumento de nutrientes que llegue a su cuerpo también aumente sus niveles de energía.
10. Hace que parezca y se sienta más joven.

11. Su hígado afecta la salud y la apariencia de su piel. Cuando su hígado está sano, su piel se ve y se siente más saludable. Esta mejora externa le ayuda a verse y sentirse más joven.

# Capítulo 1: ¿Qué es la enfermedad del hígado graso?

En pocas palabras, la enfermedad del hígado graso es una afección hepática causada por una acumulación de grasa en el órgano. El cuerpo humano tiene solo otro órgano que es más grande que el hígado, la piel y ningún órgano interno más grande que el hígado. Las muchas funciones del hígado incluyen eliminar toxinas nocivas, procesar la grasa del torrente sanguíneo y ayudar en la función de coagulación de la sangre.

Cuando el hígado deja de funcionar correctamente, la grasa comienza a acumularse. Algunas de las razones por las que el hígado deja de funcionar correctamente incluyen alcohol, hepatitis C, reacciones a varios medicamentos y problemas metabólicos raros. Las condiciones durante el embarazo también pueden causar acumulación de grasa en el hígado para las mujeres. Hay una categoría especial designada para otras situaciones que conducen a la acumulación de grasa en el hígado; NAFLD o enfermedad del hígado graso no alcohólico. La grasa generalmente se acumula en el hígado debido a la obesidad, la diabetes o la prediabetes. Debido al aumento de los síndromes metabólicos y la obesidad en Estados Unidos, muchos médicos creen que es por eso que la enfermedad del hígado graso también está en aumento.

## Enfermedad del hígado graso relacionada con el alcohol o ALD

La ALD, o enfermedad del hígado graso relacionada con el alcohol, es causada por el consumo excesivo de alcohol a lo largo del tiempo. Los síntomas de ALD incluyen dolor en el hígado y el abdomen o un hígado agrandado. Los síntomas y los efectos de la enfermedad del hígado graso relacionada con el alcohol generalmente mejorarán con el tiempo si la persona deja de beber alcohol. Si esa persona sigue bebiendo, la ALD puede provocar hepatitis alcohólica o cirrosis alcohólica. La cirrosis alcohólica del hígado en última instancia puede conducir a insuficiencia hepática, que puede conducir a la muerte. La ALD puede comprender cirrosis alcohólica, hepatitis alcohólica aguda y esteatosis hepática simple. Tener todas estas enfermedades a la vez es factible.

Cuando alguien se abstiene del alcohol, el hígado generalmente volverá a la normalidad. A pesar del excelente pronóstico para la esteatosis alcohólica a corto plazo, cuando se siguió a los pacientes después del tratamiento, se descubrió que aquellos con cambios en sus vidas debido al abuso de alcohol en el pasado tenían más probabilidades de desarrollar cirrosis que otros con función hepática normal. Los médicos usan el abuso continuo de alcohol, el género y la esteatosis extrema para predecir los factores de riesgo del paciente para desarrollar cirrosis y fibrosis. Las mujeres tienen un mayor riesgo que los hombres.

Cuando el hígado se ha dañado gravemente durante un período prolongado, la mayoría de los profesionales médicos consideran que el resultado de la cirrosis alcohólica es irreversible. Actualmente se están realizando estudios que indican que algunos resultados, como la cirrosis y la fibrosis, pueden revertirse según la causa y el paciente. Por ejemplo, los pacientes estudiados con cirrosis alcohólica descompensada que recibieron un trasplante de hígado experimentaron resultados similares a los de otros pacientes con trasplante de hígado por otras razones. Su tasa de supervivencia a cinco años fue de aproximadamente el 70%.
Los síntomas manifestados de la hepatitis alcohólica varían debido al amplio rango de gravedad de la enfermedad. El vómito, las

náuseas, la distensión abdominal y el dolor, la pérdida de peso y la anorexia son síntomas leves e inespecíficos. La encefalopatía, la fiebre, el angioma de araña, la ascitis, la ictericia, la insuficiencia hepática y la hepatología son síntomas más específicos y graves. La encefalopatía, la fiebre, el angioma de araña, la ascitis, la ictericia y la hepatomegalia son síntomas físicos notables.

La hepatitis alcohólica o la enfermedad del hígado graso no siempre preceden a la cirrosis alcohólica establecida. Puede comenzar la descompensación sin la presencia de ninguno. Además, la hepatitis alcohólica aguda puede diagnosticarse con cirrosis alcohólica. Otras causas de cirrosis no pueden diferenciarse de los signos y síntomas de la cirrosis alcohólica. Algunos de los síntomas y signos de los pacientes incluyen:

- Complicaciones de hipertensión portal; por ejemplo, encefalopatía hepática, ascitis y sangrado varicoso.
- Resultados de laboratorio inusuales; por ejemplo, coagulopatía, hipoalbuminemia y trombocitopenia.
- Prurito
- Ictericia

A un paciente que está siendo evaluado por resultados inusuales de pruebas de funciones hepáticas, se le observan los niveles elevados de aminotransferasa, el cual es el método de diagnóstico más común para la enfermedad del hígado graso. No hay una prueba específica disponible para la enfermedad del hígado graso. Con mayor frecuencia se diagnostica cuando los niveles de aminotransferasa de un paciente son más del doble de los límites normales y los resultados de una ecografía. Por lo general, los hallazgos de una ecografía revelan un hígado con hiperecoica y puede o no tener hepatomegalia.

Las imágenes de resonancia magnética y las tomografías computarizadas o las exploraciones de tecnología computarizada se utilizan para diagnosticar la cirrosis. Al revisar los resultados de la IRM, pueden presentarse características únicas con la enfermedad hepática relacionada con el alcohol. Por ejemplo, es notable si el hígado de un paciente tiene un lóbulo caudado más grande, la muesca hepática en el lado derecho es más obvia o los nódulos regenerativos son más grandes. Por lo general, no es necesario realizar una biopsia hepática para diagnosticar la enfermedad del hígado graso; sin embargo, puede solicitarse para determinar si no hay fibrosis o esteatohepatitis.

La necrosis y la inflamación del hígado son los síntomas más comunes y reconocibles de la hepatitis alcohólica. Estas características son las más notables en la región centrilobular del acino hepático. La hipertensión portal reversible y la compresión sinusoide se producen cuando los hepatocitos se vuelven típicamente distendidos. Las células inflamatorias penetran las células mononucleares y las células polimorfonucleares. Estas células inflamatorias están situadas típicamente cerca de los hepatocitos necróticos y en los sinusoides. Los cuerpos de Mallory y la infiltración grasa también suelen estar presentes en pacientes con hepatitis alcohólica. Los cuerpos de Mallory son agregaciones del perinuclear intracelular, que es la tinción de hematoxilina-eosina por filamentos intermedios eosinófilos. Estos resultados son indicadores adicionales de hepatitis alcohólica, pero no son necesarios para diagnosticar la enfermedad ni son específicos de la enfermedad.

Para los pacientes que abusan significativamente del alcohol, los profesionales médicos buscan los signos tradicionales asociados con la etapa final de la enfermedad hepática para diagnosticar la cirrosis alcohólica. Es probable que estos pacientes no compartan con precisión su consumo de alcohol, lo que hace que las conversaciones con amigos y familiares sean importantes para estimar la cantidad de alcohol que el paciente consume típicamente.

Las complicaciones de la hipertensión portal, como la encefalopatía hepática, el sangrado varicoso y la ascitis, pueden estar presentes en pacientes con cirrosis alcohólica. No hay hallazgos claros en patología que distingan la enfermedad hepática avanzada causada por el alcohol o por varias otras causas. Esto es especialmente cierto cuando el paciente se encuentra en la etapa final de la cirrosis alcohólica pero no tiene hepatitis alcohólica aguda.

La combinación de perspicacia clínica, valores de laboratorio y hallazgos físicos son un método preciso para diagnosticar clínicamente la enfermedad hepática alcohólica. No siempre es necesaria una biopsia del hígado, pero puede ser aceptable en algunos casos. Por lo general, cuando no está claro si este es el diagnóstico correcto, un profesional médico requerirá una biopsia. Es probable que más del 30% de los pacientes tengan sospechas clínicas incorrectas de hepatitis alcohólica. Realizar una biopsia puede confirmar el diagnóstico. Además, una biopsia puede ayudar a tomar decisiones sobre la terapia hepática, ofrecer un pronóstico, determinar la cantidad de daño presente y también descartar causas adicionales inesperadas de enfermedad hepática.

## Enfermedad del hígado graso no alcohólico o NAFLD

La enfermedad del hígado graso no alcohólico tiene algunas formas diferentes y sirve como un término de base amplia para una variedad de afecciones hepáticas. La enfermedad simple del hígado graso indica que el hígado tiene altos niveles de grasa almacenada, pero es posible que no presente ningún daño o inflamación en este hígado. El hígado graso simple generalmente no empeorará y no causa ningún problema de salud importante relacionado con el hígado y es el tipo más común en personas con NAFLD.

La esteatohepatitis no alcohólica, o comúnmente llamada NASH, es un tipo adicional. NASH significa que el hígado tendrá inflamación y posible daño a las células del hígado. Tanto la inflamación como el daño celular pueden provocar problemas de salud graves, como cáncer de hígado, cirrosis y cicatrización del hígado y la insuficiencia hepática. NASH es un tipo mucho menos común de NAFLD, pero el consumo excesivo de alcohol causa daños que son comparables al daño de NASH.

La presencia común de enfermedad del hígado graso no alcohólico es común en las naciones occidentales, pero se extiende por todo el mundo. De hecho, la enfermedad del hígado graso no alcohólico es la enfermedad hepática crónica más común en los Estados Unidos en la actualidad. Afecta principalmente a personas de entre 40 y 50 años que tienen diabetes tipo dos o pueden tener un mayor riesgo de enfermedad cardíaca. El síndrome metabólico, que incluye aumento de la grasa abdominal, presión arterial alta y triglicéridos, y la capacidad del cuerpo para usar insulina, están estrechamente relacionados con la enfermedad del hígado graso no alcohólico.

Una enfermedad del hígado graso no alcohólico puede ser sin síntomas al principio o para siempre. Cuando los síntomas de la enfermedad están presentes, pueden comprender agrandamiento del hígado, sensación extrema de cansancio o incomodidad en el lado derecho del área abdominal cerca del hígado.

Los signos de esteatohepatitis no alcohólica y cirrosis incluyen grandes vasos sanguíneos debajo de la piel e hinchazón en el bazo o el abdomen, la piel y los ojos que comienzan a ponerse de color amarillo, enrojecimiento de las palmas y crecimiento de los senos en los hombres. Con estos síntomas presentes, hacer una cita con un médico es crucial.

No está claro para los expertos por qué algunos pacientes desarrollan una acumulación de grasa en el hígado y otros no desarrollan esta enfermedad. Además, los expertos no están seguros de por qué algunos casos involucran inflamación, lo que eventualmente conduce a cirrosis, y otros casos no. Los siguientes vínculos comunes entre la esteatohepatitis no alcohólica y la enfermedad del hígado graso no alcohólico son:

1. Pacientes obesos o con sobrepeso.
2. Pacientes con resistencia a la insulina. La resistencia a la insulina significa que sus células no absorben el azúcar debido a cómo responde a la hormona llamada insulina.
3. Pacientes con hiperglucemia o azúcar alta en la sangre. Los pacientes que presentan este síntoma tienen diabetes tipo 2 o son pre-diabéticos.
4. La sangre del paciente tiene altos niveles de triglicéridos o niveles elevados de grasa.

Una combinación de estos diferentes problemas que un paciente podría presentar puede conducir a la acumulación de grasa en el hígado. Ocasionalmente, algunos pacientes desarrollan fibrosis, o los tejidos cicatriciales de su hígado se acumulan porque su hígado se inflama y se produce esteatohepatitis no alcohólica. Esto sucede cuando el cuerpo del paciente reacciona al aumento de los niveles de grasa como una toxina.

## Factores de riesgo

Hay muchas afecciones y enfermedades que pueden aumentar su riesgo de desarrollar la enfermedad del hígado graso no alcohólico. Algunos de estos factores de riesgo incluyen:

- Hipotiroidismo o una tiroides que es poco activa
- Hipopituitarismo o una glándula pituitaria que es poco activa.
- Diabetes tipo 2
- Trastornos del sueño como la apnea del sueño.
- Síndrome de ovario poliquístico
- Concentraciones de grasa abdominal en pacientes obesos.
- Síndrome metabólico
- Aumento de la grasa en la sangre, especialmente los triglicéridos.
- Colesterol alto

Las personas con mayor riesgo de desarrollar esteatohepatitis no alcohólica incluyen:

- Los ancianos
- Pacientes con diabetes, incluidos los tipos 1 y 2.
- La concentración de grasa abdominal en un paciente de cualquier peso, sin embargo, es más probable en pacientes con sobrepeso y obesidad.

Es necesario realizar pruebas adicionales para determinar la diferencia entre la esteatohepatitis no alcohólica y la enfermedad del hígado graso no alcohólico. Las pruebas más utilizadas incluyen aspartato transaminasa y alanina transaminasa elevada. Además, muchos expertos utilizarán estudios de imágenes para ayudarlos a diagnosticar a un paciente con enfermedad del hígado graso no alcohólico. La ecografía y la tomografía son dos de los tipos de imágenes más utilizados al diagnosticar la enfermedad del hígado graso no alcohólico, sin embargo, ninguno de los procedimientos puede distinguir la esteatosis y la esteatohepatitis.

Los expertos están en controversia sobre el uso de una biopsia de hígado para diagnosticar la enfermedad del hígado graso no alcohólico. Los profesionales médicos que sostienen que una biopsia de hígado es innecesaria, citan las siguientes razones:

1. Riesgos asociados con una biopsia.
2. Pocas terapias convencionales disponibles y efectivas.
3. La enfermedad es generalmente benigna.

Existen pocos riesgos asociados con la realización de una biopsia hepática, pero hasta el 30% de los pacientes informan dolor transitorio, casi el 3% de los pacientes informan dolor intenso. Menos del 3% de los pacientes que se someten a una biopsia hepática experimentan complicaciones sustanciales. A pesar de la controversia sobre la realización de una biopsia de rutina, generalmente se recomienda que los pacientes con enfermedad hepática avanzada se realicen una biopsia.

Además, los pacientes que realizan cambios significativos en el estilo de vida pero que aún tienen enzimas hepáticas elevadas continuamente deben considerarse para una biopsia hepática. El paciente debe incluirse en la decisión de realizar una biopsia hepática y la Asociación Estadounidense de Gastroenterología lo recomienda para basar la decisión de realizar una biopsia en cada caso individual y que el momento debe ser apropiado para el cuidado del paciente.

## Cáncer de hígado

La cirrosis es la complicación principal de la esteatohepatitis no alcohólica y la enfermedad del hígado graso no alcohólico. La cirrosis es fibrosis o cicatrización en etapa avanzada, en el hígado. Una lesión en el hígado, como la inflamación de la esteatohepatitis no alcohólica, hace que el hígado responda en forma de cirrosis. El hígado desarrolla fibrosis o tejido cicatricial para combatir y disminuir la inflamación que está experimentando. A medida que la inflamación persiste, los tejidos cicatriciales continúan acumulándose en el hígado. La cirrosis que permanece sin tratamiento puede desarrollar:

- Fallo en la etapa final del hígado. Esto significa que el hígado deja de funcionar.
- Cáncer de hígado.
- La encefalopatía hepática o el habla se arrastran y el paciente se siente somnoliento y confundido.
- Las várices esofágicas o las venas del esófago se hinchan. Esto puede ocasionar ruptura de venas y hemorragia interna.
- Ascitis o acumulación de líquido abdominal.

Los pacientes diagnosticados con esteatohepatitis no alcohólica tienen una probabilidad del 20% de progresión a cirrosis.

En los Estados Unidos, una de las principales causas del carcinoma hepatocelular es la enfermedad hepática no grasa alcohólica o NAFLD. Entre 2004 y 2009, el carcinoma hepatocelular en pacientes con enfermedad del hígado graso aumentó 5% cada año. Además, los pacientes con enfermedad del hígado graso tienen tiempos de supervivencia más cortos que los que no lo tienen y, cuando se les diagnostica, el tumor a menudo está más avanzado que aquellos que desarrollan este cáncer sin enfermedad del hígado graso. Debido a las complicaciones avanzadas de la enfermedad del hígado graso, el trasplante de hígado con carcinoma hepatocelular es menos común.

En un estudio realizado durante un período de cinco años, los pacientes con cáncer de hígado con enfermedad del hígado graso a menudo fueron diagnosticados a una edad más avanzada, eran típicamente caucásicos y tenían tumores avanzados. Su tasa de supervivencia para el cáncer de hígado relacionado con la enfermedad del hígado graso también fue cuatro meses menor que aquellos sin la enfermedad del hígado graso. El estudio realizado en estos pacientes es extremadamente significativo debido a la cantidad sustancial de participantes.

La cirrosis es una indicación de cáncer de hígado, pero no siempre, especialmente si el paciente tiene la enfermedad del hígado graso. Eso es lo que hace que sea tan difícil de detectar y por qué las tasas de mortalidad son pobres. Un paciente que tiene la enfermedad del hígado graso y es obeso generalmente será monitoreado con mayor frecuencia que los pacientes con un peso normal que tienen la enfermedad del hígado graso, principalmente porque la combinación de las dos enfermedades puede ser un riesgo mayor.

# Capítulo 2: Cómo funciona el hígado y los tipos de enfermedad hepática

Solo las vértebras tienen hígado. No importa la vértebra que tenga hígado, su papel es similar. Los metabolitos específicos se desintoxican del cuerpo, las proteínas se sintetizan y la producción de bioquímicos ayuda a la digestión. En humanos, también es responsable de regular el almacenamiento de glucógeno, descomponer los glóbulos rojos y producir varias hormonas.

Ubicado sobre los intestinos, el riñón derecho y el estómago, y debajo del diafragma, se encuentra el hígado. Ocupa la sección derecha de la cavidad de su abdomen. Hay varias funciones que cumple este órgano rojo marrón oscuro. La sangre ingresa al hígado desde dos vías principales: la vena porta hepática suministra sangre rica en nutrientes y la arteria hepática suministra sangre llena de oxígeno.

Los lóbulos dobles del hígado tienen cada uno sus ocho secciones. Dentro de cada sección, hay alrededor de mil lóbulos. El conducto hepático común está formado por grandes conductos que se astilla en conductos más pequeños con lóbulos conectados en los extremos. La función del conducto hepático común es mover la bilis de las células hepáticas a la porción inicial del intestino delgado llamada duodeno y la vesícula biliar. Los hepatocitos están contenidos principalmente en el tejido del hígado. Estos regulan una gran cantidad de reacciones de alto volumen bioquímico. Estas reacciones incluyen moléculas pequeñas y complejas que se sintetizan y descomponen. Muchas de estas reacciones son fundamentales para las funciones vitales del cuerpo.

El hígado expulsa la bilis que produce, pero también controla la sangre y ajusta el contenido químico según sea necesario. La bilis es fundamental para descomponer la grasa para que el cuerpo pueda absorber y digerir los nutrientes necesarios. El hígado monitorea toda la sangre que pasa desde los intestinos y el estómago. Cuando la sangre ingresa al hígado, el hígado determina cualquier desequilibrio y lo ajusta según sea necesario, así como también transmite los nutrientes necesarios para una función corporal saludable.

Muchos medicamentos están diseñados para descomponerse y dispersarse a través del hígado. El hígado es efectivo para administrar el medicamento en la sangre de la manera más fácil para que el cuerpo lo procese. El hígado proporciona algunas de las funciones más vitales para el cuerpo. La siguiente lista contiene una breve lista de las funciones más reconocibles del hígado:

1. Se aferra y dispersa la glucosa cuando el cuerpo la necesita.
2. Aporta grasa al cuerpo al producir proteínas y colesterol únicos.
3. Desarrolla proteínas específicas necesarias para el plasma en la sangre.
4. Ayuda al proceso digestivo que comienza en el intestino delgado al separar las grasas y eliminar los desechos debido a la producción de bilis.
5. Se aferra al hierro para ayudar en el procesamiento de la hemoglobina.
6. El amoníaco de urea, que es perjudicial para su cuerpo, se convierte en desechos. La orina elimina el producto final del metabolismo de la proteína, la urea.
7. Limpia la sangre de toxinas dañinas como las drogas.
8. Asegura que cualquier coagulación de la sangre esté regulada.

9. Elimina las bacterias del torrente sanguíneo y desarrolla factores inmunes para ayudar al cuerpo a resistir diversas infecciones.
10. Ayuda al cuerpo a eliminar las reservas de bilirrubina. Si el cuerpo retiene demasiada bilirrubina, los ojos y la piel adquieren un tono amarillento.

El torrente sanguíneo o la bilis transporta toxinas dañinas fuera de su cuerpo después de que el hígado las haya descompuesto. Las heces salen del cuerpo desde el intestino, que se llena con los subproductos de la bilis producidos por el hígado. Si un subproducto de la bilis se filtra primero a través de los riñones, deja el cuerpo en forma de orina.

El hígado es una glándula que ayuda a las digestiones porque crea esta bilis. La bilis creada es lo que el cuerpo usa para descomponer la grasa y es un compuesto alcalino. Cuando la grasa se descompone, los lípidos permanecen. La bilis emulsiona los lípidos, que es cómo ayuda a la digestión. Durante muchos años, la función del órgano directamente debajo del hígado, la vesícula biliar, tenía una función necesaria desconocida. Sin embargo, la investigación continua muestra que la vesícula biliar ayuda al hígado almacenando la bilis. Hasta el día de hoy, nadie está seguro de cuántas funciones realiza el hígado en la vida de los humanos, pero algunos textos estiman que tiene alrededor de 500 roles diferentes.

Si el hígado deja de funcionar correctamente, hay algunas opciones de tratamiento. A largo plazo, se desconoce cómo es mejor compensar la pérdida de función en el hígado. La diálisis hepática a corto plazo parece ser beneficiosa, pero no es una solución a largo plazo. No hay hígados artificiales que se hayan desarrollado para reemplazar o soportar un hígado defectuoso. La única solución factible a largo plazo en este momento para un hígado fallido es un trasplante de hígado.

## ¿Cuáles son los diferentes tipos de enfermedades hepáticas?

La causa del problema específico es lo que se usa para clasificar los diversos tipos de enfermedades hepáticas. La hepatitis, o inflamación del hígado, conduce a la mayoría de las diversas enfermedades del hígado. La hepatitis varía de mortal y crónica a no grave y aguda. Otras veces, el problema es una parte asociada que afecta la función del hígado, por ejemplo, el conducto biliar. Esto significa que la enfermedad o el problema no reside en el hígado en sí, sino que puede hacer que el hígado deje de funcionar correctamente.

### Infecciones virales

Las infecciones virales son uno de los desarrollos más típicos de la enfermedad hepática. Estas infecciones inflaman el hígado y se debe principalmente a la hepatitis. Las infecciones virales se clasifican en A, B, C, D o E según las diversas cepas. La hepatitis B es una infección viral transmitida por sangre o contacto sexual. La hepatitis A se transmite por los alimentos.

### Infecciones parasitarias del hígado

Con el tiempo, el hígado también puede ser dañado por parásitos que infectan el hígado. Los trematodos hepáticos o trematodos sanguíneos, diferentes tipos de gusanos planos o trematodos, son la infección parasitaria hepática más común. Los caracoles, vacas y ovejas son los portadores más comunes de estos gusanos. Los humanos contraen estos gusanos cuando ingieren alimentos o agua que tiene huevos o gusanos inmaduros.

## Enfermedad hepática alcohólica

Beber alcohol durante períodos prolongados es otra causa de enfermedad hepática. El consumo excesivo de alcohol provoca daños e inflamación del hígado. Un paciente con esta enfermedad generalmente ha abusado del alcohol durante un período de tiempo prolongado y provoca insuficiencia hepática. A veces, esta enfermedad puede detectarse en sus primeras etapas y puede reducirse cuando se detiene el consumo de alcohol. La hepatitis por alcohol es hepatitis tóxica.

El alcohol no es la única causa de hepatitis tóxica. Varios otros químicos pueden dañar e inflamar el hígado. Algunos de estos productos químicos incluyen medicamentos de venta libre y recetados, suplementos herbales y nutricionales y productos químicos industriales como herbicidas y productos de limpieza.

## Repercusiones autoinmunes

Cuando su niño comienza a atacarse a sí mismo, se conoce como hepatitis autoinmune o enfermedad hepática autoinmune. A veces se desconoce por qué el sistema inmunológico ataca el hígado y el cuerpo, mientras que otras veces se puede rastrear hasta una fuente. Por ejemplo, hay ciertos genes que pueden causar que esto ocurra. Después de un ataque prolongado por parte del sistema inmunológico, el hígado finalmente se inflama y daña. La colangitis esclerosante primaria y la cirrosis biliar primaria son ejemplos de enfermedades autoinmunes que pueden causar esta forma de enfermedad hepática.

## Desordenes genéticos

Los genes y los trastornos genéticos a menudo se heredan y conducen a diversas formas de enfermedad hepática. Las familias a menudo experimentan problemas generacionales con su función hepática. Algunas de estas enfermedades hepáticas genéticas incluyen la enfermedad de Wilson, la hiperoxaluria y la hemocromatosis. Se acumulan diferentes sustancias en el hígado cuando un paciente sufre de uno de estos tipos de enfermedades. El cobre se acumula en el hígado en pacientes con la enfermedad de Wilson, por ejemplo.

### Crecimientos, tumores y cáncer

El hígado también puede tener una variedad de tumores, así como también cáncer. Los crecimientos pueden ser tanto no cancerosos como benignos o pueden ser cancerosos o malignos. Los hepatocitos, las células en el hígado, causan un cáncer de hígado llamado cáncer hepatocelular. Un tumor benigno es a veces un adenoma hepático. Otro tumor benigno es un absceso hepático. Un absceso hepático hace que se acumule pus en el tejido del hígado. El cáncer en el conducto biliar puede evitar que el hígado funcione correctamente, pero también puede extenderse al hígado.

### Cirrosis

Cuando el hígado se cicatriza y se destruye el tejido, se llama cirrosis. Esta es la etapa final de la enfermedad hepática. Los períodos prolongados de enfermedad hepática o hepatitis alcohólica son dos de las razones más comunes para que ocurra cirrosis. Cuando esto ocurre, no se puede revertir. La cirrosis conducirá a la muerte eventualmente.

### Condiciones hepáticas pediátricas

En bebés y niños, el hígado puede presentar síntomas, pero generalmente solo si está gravemente dañado. Esto se debe a que el hígado puede regenerarse y su capacidad de reserva es grande, especialmente en niños. Algunas de las enfermedades hepáticas que son comunes en los niños incluyen tumores benignos, hemangioma hepático, histiocitosis de células de Langerhans, síndrome de alagille, colestasis intrahepática familiar progresiva, atresia biliar y deficiencia de alfa-1 antitripsina. Los tumores benignos se consideran congénitos y son la forma predominante de tumores hepáticos en niños.

Una enfermedad hepática poliquística es otro trastorno que comienza en la gestación y se desarrolla a lo largo de la vida del paciente. Es una enfermedad genética, es decir, se ejecuta en la línea familiar. Este trastorno hace que aparezcan varios quistes en el tejido del hígado. Estos quistes suelen aparecer más adelante en la vida. También son típicamente asintomáticos. Todas estas enfermedades, incluidas las enumeradas anteriormente, pueden conducir al trastorno del proceso del hígado.

## Señales de problemas hepáticos

El grado y los síntomas experimentados con la enfermedad hepática varían de persona a persona y de enfermedad a enfermedad. A pesar de esto, la acción resultante sobre el hígado produce signos comunes, incluso si no hay otros síntomas. Esto es especialmente cierto cuando la enfermedad se encuentra en una etapa temprana.

## Ictericia u ojos y piel amarillentos

Una de las señales más comunes de que hay algo mal en el hígado es la decoloración de los ojos y la piel. Un paciente que padece una enfermedad hepática a menudo tendrá un tinte amarillo en la parte blanca de los ojos y en toda la piel. El color amarillento de la piel y la decoloración de los ojos se llaman ictericia. Cuando la sangre se descompone, los glóbulos rojos crean bilirrubina que el cuerpo necesita excretar. Esto generalmente se elimina a través de la bilis. Cuando el hígado no funciona correctamente, no excreta esto, causando la decoloración porque la bilirrubina comienza a acumularse en todo el cuerpo. Además del color amarillo, la piel puede picar.

### Orina oscura y / o heces pálidas

Además, el color amarillento de la piel y los ojos, las heces y la orina pueden decolorarse. La bilis sale del cuerpo generalmente a través de las heces y algo a través de la orina, que es cómo se excreta normalmente la bilirrubina. La bilirrubina y la bilis son la razón por la cual las heces son de color marrón. Cuando el hígado no funciona y la bilirrubina se acumula en el cuerpo, no se excreta a través de las heces o la orina. Cuando esto sucede, el color de las heces se vuelve más pálido. Los riñones comienzan a compensar el exceso de bilirrubina e intentan expulsarlo más a través de la orina. Esto hace que el color de la orina sea más oscuro.

### Dolor en el hígado

La intensidad y la naturaleza del dolor en el hígado pueden variar, y no ocurre en todas las enfermedades hepáticas. El dolor en el hígado se encuentra debajo de la caja torácica derecha, en la parte superior derecha del abdomen. Los hígados de la mayoría de las personas se sientan en este lugar en su cuerpo. Una pequeña parte del hígado se extiende sobre la mitad del cuerpo hacia la parte superior izquierda del abdomen, por lo que también es posible sentir dolor aquí, pero es poco común.

### Fácil de magullar

Otra señal de que hay algo mal con el hígado es poder magullar fácilmente. Este síntoma puede estar relacionado con una variedad de problemas, por lo que no está aislado directamente con enfermedad hepática; Sin embargo, puede indicar que algo está mal con el hígado. Esto es especialmente probable si se producen moretones fáciles junto con cualquiera de los otros síntomas enumerados anteriormente. La coagulación de la sangre es controlada en parte por el hígado cuando funciona correctamente. Cuando no es así, el hígado podría ser incapaz de crear suficientes proteínas para coagular la sangre y evitar hematomas. Es por eso que los moretones pueden ocurrir fácilmente, incluso si la lesión fue la única menor.

**Señales adicionales a tener en cuenta:**

- Cansancio extremo o fatiga.
- Hinchazón del abdomen con exceso de líquido o ascitis.
- Hinchazón adicional con exceso de líquido no en el abdomen.
- Poco apetito.
- Episodios de vómitos o náuseas.

## Diagnóstico de enfermedad hepática

Las pruebas generalmente se realizan en un paciente cuando se sospecha una enfermedad hepática. Estas pruebas generalmente incluyen análisis de sangre. Estas pruebas buscan marcadores específicos. Por ejemplo, la inflamación o lesión aparece en la respuesta del hígado por la producción de reactivos de fase aguda.

# Capítulo 3: ¿Qué es una desintoxicación del hígado?

Antes de embarcarse en una desintoxicación del hígado, es importante que conozca la variedad de formas que puede tomar una desintoxicación y también las precauciones asociadas. La limpieza o la desintoxicación de los enjuagues hepáticos, términos que generalmente se usan indistintamente, son un método para ayudar al hígado a eliminar toxinas. ¡Algunos programas incluso afirman que puede purgar los cálculos biliares!

Antes de comenzar cualquier programa de desintoxicación del hígado, asegúrese de revisar qué síntomas pueden ocurrir, qué signos debe tener en cuenta que podrían indicar una reacción adversa y qué podría conducir a situaciones potencialmente dañinas.

Hay muchas desintoxicaciones o descargas que puede elegir y esta variedad abre la puerta para que algunos planes sean etiquetados como seguros y efectivos cuando en realidad es dañino e ineficaz. Tenga en cuenta las opciones disponibles y utilice su mejor criterio antes de comenzar cualquier nuevo plan de dieta o estilo de vida.

## Las desintoxicaciones hepáticas más comunes

1. Master Cleanse, también conocido como la dieta de la limonada
2. Una dieta centrada en la inanición menor, los participantes solo beben una bebida especial de limón durante diez días mientras se complementan con laxantes y agua salada para ayudar en la defecación. Las dietas de inanición son populares por una variedad de razones, pero desafortunadamente, hacen cosas peores para su cuerpo

que buenas. Disminuyen la velocidad de su metabolismo y pueden causar otros problemas de salud como deshidratación y microorganismos alterados. El uso de laxantes puede reducir los electrolitos e interferir con las deposiciones. Los laxantes también pueden interrumpir la actividad normal de los microorganismos, interrumpiendo las funciones digestivas. Otro efecto secundario potencialmente mortal de esta dieta, especialmente cuando se usa repetidamente, es un ácido elevado en la sangre, llamado acidosis metabólica. Esta dieta puede alterar el equilibrio de alcalinos y ácidos en el cuerpo, causando graves complicaciones de salud. Otra complicación es la producción de cálculos biliares. Finalmente, el uso excesivo de laxantes puede crear daños en el tracto gastrointestinal y desarrollar una dependencia de los laxantes para su eliminación.

3. Riego de colon, también conocido como colon
4. Al igual que un enema, esta descarga implica el flujo de agua a través de un tubo que se inserta en el recto para eliminar el colon. El propósito es ayudar a eliminar la acumulación de toxinas en el colon. Los problemas con este tipo de descarga son los incómodos efectos secundarios. Por ejemplo, se informan vómitos, náuseas, hinchazón y calambres, incluso cuando un profesional experimentado realiza el procedimiento. La deshidratación es otro efecto secundario común. Los problemas de salud más graves incluyen infecciones de intestino perforado, colon o intestino y niveles de electrolitos peligrosamente alterados.
5. Vesícula biliar o enjuague hepático
6. A Randolph Stone se le atribuye esta desintoxicación. Stone instruyó a sus participantes a comer principalmente manzanas y beber jugo de manzana. Debían comer solo

frutas y vegetales y beber té de hierbas y aceite de oliva. Además, se suponía que debían inyectar un laxante, típicamente agua con sal de Epsom. Esta forma de desintoxicación es peligrosa porque es una forma de ayuno y también usa en exceso los laxantes. Ambas prácticas pueden ser muy peligrosas para su salud. Además, apuntar al hígado de tal manera puede liberar potencialmente un cálculo biliar de la vesícula biliar. Para las personas que tienen cálculos biliares, muchos no los conocen hasta que se alojan en el conducto de la vesícula biliar. Cuando esto ocurre, es muy doloroso y se requiere cirugía de emergencia.

7. Coma alimentos para limpiar el hígado, también conocido como la dieta de desintoxicación
8. Algunos alimentos están cargados de toxinas adicionales que pueden "empantanar" el hígado. Por ejemplo, los alimentos como el azúcar, los productos químicos, las grasas y el alcohol pueden cargar el hígado. En esta dieta, se deben evitar estos tipos de alimentos. En cambio, los participantes se centran en alimentos que apoyan el hígado, como manzanas, nueces, alcachofas, diente de león, pomelo y limón. Este es un enfoque seguro para la desintoxicación, especialmente cuando se combina con una ingesta adecuada de calorías, carbohidratos y proteínas.
9. Suplementos herbales para la desintoxicación
10. Muchos nutracéuticos están disponibles para ayudar en la desintoxicación del hígado. Por ejemplo, se ha demostrado que la cúrcuma, la vitamina C, la N-acetil-cisteína, el ácido alfa R-lipoico y el cardo mariano apoyan el hígado. A nivel celular, los diversos suplementos ayudan con la desintoxicación. Además, pueden proteger contra daños. Es posible tener una sensibilidad o alergia a los diversos suplementos herbales. Antes de tomar algo nuevo,

asegúrese de leer y cumplir las instrucciones. Además, tenga en cuenta cualquier reacción o efecto adverso que pueda causar.

## Síntomas comunes de desintoxicación

Además de los síntomas descritos anteriormente, los siguientes síntomas son comunes durante una desintoxicación del hígado:

- Influenza o el resfriado común
- Congestión en la cavidad sinusal.
- Problemas para dormir
- Dolor de cuerpo
- Heces que huelen mal
- Diarrea
- Tos
- Niebla mental o confusión
- Irritabilidad
- Ansiedad
- Mareos
- Acné
- Reacciones cutáneas
- Olor corporal intenso o diferente
- Cansancio extremo o fatiga

La mayoría de las veces, estos síntomas son una indicación de que su cuerpo está eliminando toxinas de las células grasas a través del torrente sanguíneo. Si los síntomas no son severos, normalmente desaparecerán una vez que el cuerpo haya eliminado todas las toxinas.

Es típico que algunas personas reaccionen de manera diferente a la limpieza que otras personas. Antes de comenzar una desintoxicación del hígado, asegúrese de consultar a su profesional de la salud. Busque el apoyo y la orientación de un médico, especialmente si tiene una o más de las siguientes condiciones:

- Enfermedad crónica de hígado o riñón.
- Problemas con el colon, incluyendo cáncer de colon, enfermedad de Crohn, diverticulitis o síndrome del intestino irritable.
- Personas mayores o niños.
- Lactancia materna o mujeres embarazadas.
- Enfermedad cardíaca.
- Hipoglucemia.
- Diabetes.

## La mejor solución de desintoxicación para usted

La desintoxicación, el enjuague o la limpieza más beneficiosa que podría hacer para apoyar y sanar su hígado es comer los mejores alimentos y beber las mejores bebidas para ayudar y aliviar su hígado. Esto significa centrarse en los alimentos nutricionales, incluidas las cantidades adecuadas de agua. Es importante evitar las dietas de ayuno o inanición, incluido el uso de laxantes. Estos no son beneficiosos para su cuerpo, incluido su hígado. Si elige incluir un suplemento a base de hierbas, asegúrese de elegir una marca y una fuente acreditadas para ayudar a proteger y apoyar su hígado.

No es simple desintoxicar el hígado y, a veces, no es un proceso agradable. Pero el resultado puede ser crucial para su longevidad y su salud en general. A pesar de las muchas opciones disponibles para una desintoxicación del hígado, hay algunas que no son tan seguras como otras. Antes de dedicarse a un régimen estricto, asegúrese de examinar el plan a fondo y estar atento a los efectos secundarios negativos que esté experimentando. Esto es especialmente importante si padece una enfermedad crónica. Si padece algo como esto, asegúrese de trabajar estrechamente con sus proveedores de atención médica para que pueda participar en un método suave y saludable que sea el mejor y más efectivo para usted.

# Capítulo 4: Los beneficios de una desintoxicación del hígado

Es común ignorar las desintoxicaciones del hígado, pero hay varios beneficios asociados a esta práctica. Estimula una alimentación saludable y también te ayuda a perder peso no deseado o innecesario. A continuación se presentan algunos de los beneficios más comunes de una desintoxicación del hígado:

## 1. Pierda peso no deseado e innecesario.

La grasa se descompone en el sistema digestivo por la bilis, que se produce en el hígado. Si su objetivo es perder peso, comenzar con una desintoxicación del hígado podría ser un buen punto de partida porque este proceso promueve la producción de bilis.

## 2. Apoya el sistema inmune.

Para tener un sistema inmune fuerte, su hígado necesita estar sano. Esto se debe a que uno de los muchos roles del hígado es reducir las toxinas en su cuerpo. Una desintoxicación del hígado puede dar como resultado un refuerzo del sistema inmunológico.

### 3. El riesgo de cálculos hepáticos se minimiza.

Los niveles excesivos de colesterol en la dieta pueden conducir al desarrollo de cálculos hepáticos. La bilis se endurece cuando hay un exceso de colesterol y esta bilis endurecida se convierte en pequeños cálculos. Estos pequeños cálculos pueden restringir la función de la vesícula biliar y el hígado. ¡En algunos casos, puede tener hasta 300 cálculos hepáticos que impiden la función de su hígado! Durante una desintoxicación del hígado, es posible y probable eliminar de 100 a 300 cálculos hepáticos de su cuerpo.

4. **Se admite una desintoxicación de todo el cuerpo.**

Las toxinas siempre existen en algún nivel en el hígado debido a su papel en la función del cuerpo. Está diseñado para eliminar toxinas al convertirlas en un subproducto que es inofensivo para su cuerpo. Un nivel saludable de toxinas es normal y generalmente no crea un problema en su cuerpo. Los problemas comienzan a ocurrir cuando las toxinas se acumulan. Para asegurarse de que su hígado funcione como debería, debe desintoxicarlo.

5. **La energía se incrementa.**

Después de que el hígado descompone las toxinas en un subproducto inofensivo, algunos de los subproductos se usan en el cuerpo como nutriente. Sin embargo, si el hígado está bloqueado con problemas como cálculos hepáticos o acumulación de toxinas, estos nutrientes claves nunca llegan a la sangre. Cuando su sangre no obtiene los nutrientes que necesita, puede experimentar fatiga. Para ayudar a aumentar su energía, desintoxica su hígado. Además de experimentar el aumento de energía, también sabrá que su cuerpo está obteniendo los nutrientes que le faltaban antes.

6. **La vitalidad mejora**

Para volver a su habilidad ideal, es necesaria una desintoxicación del hígado. Su piel se verá más sana y brillante cuando reduzca las toxinas que se han acumulado en su hígado. Su cuerpo responderá mejor al ejercicio cuando apoye la producción de bilis. ¡Algunos pacientes y participantes sienten y parecen ser cinco años más jóvenes cuando completan una desintoxicación del hígado!

# Capítulo 5: Cómo desintoxicar tu hígado a través de la dieta

La accesibilidad a la comida rápida, que a menudo es poco saludable y rápida, dificulta cualquier cambio de dieta o estilo de vida. Para hacer cambios en su dieta, necesita refrenarse y hacerse responsable. Si puede hacer esto, puede experimentar beneficios que cambian la vida en muchas áreas de su salud general. Para desintoxicar su hígado a través de la dieta, considera los siguientes consejos:

## Consejo 1: elimine o minimice los alimentos que son tóxicos para su cuerpo

Algunos alimentos actúan en contra de la salud de su hígado, como los alimentos procesados cuando su dieta incluye muchos de estos alimentos con frecuencia. Los alimentos procesados contienen ingredientes como azúcar refinada y aceites hidrogenados. Los alimentos como los almuerzos procesados y los platos preparados son conocidos por su toxicidad y efectos nocivos en su cuerpo. Los aceites hidrogenados, o grasas trans, contienen niveles aumentados de grasas saturadas. La estructura química del aceite ha sido diseñada para mejorar la vida útil del producto al que se agrega. Una dieta rica en grasas trans aumenta la probabilidad de enfermedad cardíaca en más del 25%. Además, se teoriza que las grasas trans provocan inflamación en el cuerpo porque interfiere con su sistema inmunológico.

Otras condiciones de salud graves están relacionadas con alimentos como fiambres, comidas rápidas y platos preparados, que comúnmente contienen nitritos y nitratos agregados. El propósito de estos aditivos es retener el color en los alimentos, prohibir el crecimiento de bacterias y aumentar la vida útil del producto. En lugar de consumir estos tipos de alimentos, debe reemplazarlos con opciones más saludables que respalden su función hepática. A veces se requiere un poco de creatividad para hacer opciones más saludables para imitar y reemplazar estos alimentos poco saludables, pero puede desarrollar comidas que usted y su familia encuentren llenas de sabor y respalden su hígado.

Por ejemplo, en lugar de comprar fiambres procesados, corte su propio pavo o pollo asado. Las barras de granola caseras, nueces mixtas, palitos de zanahoria, palitos de apio y fruta fresca son buenas opciones para reemplazar una bolsa o un puñado de papas fritas. En lugar de hacer una caja de macarrones con queso, encuentre una receta para una alternativa saludable como la calabaza con espagueti con queso. El potasio, el ácido pantoténico, el manganeso, las vitaminas B y la niacina están presentes en el espagueti de calabaza. Además, la el espagueti de calabaza es bajo en grasas saturadas y calorías. Puede agregar una guarnición de nueces trituradas en la parte superior para proporcionar un golpe de antioxidantes y ácidos grasos omega-3 para también apoyar la salud de su corazón.

Cuando come alimentos procesados, además de cambiar su dieta, también debe asegurarse de que sus enzimas digestivas funcionen correctamente. Cuando sus enzimas hepáticas no están equilibradas, puede desarrollar enfermedades hepáticas y de digestión como la enfermedad de Crohn.

## Consejo # 2: El jugo hecho de vegetales crudos es un método efectivo de entrega de nutrientes

Una desintoxicación del hígado requiere una gran cantidad de vegetales crudos en su dieta, pero aumentar las porciones requeridas puede ser imposible para algunas personas. Para ayudarlo a obtener las porciones de vegetales que necesita de una manera fácil, los jugos de vegetales crudos son la mejor opción. Un vaso de jugo de vegetales crudos frescos puede entregar hasta cinco porciones de vegetales crudos que necesita. Además, si no le gusta comer vegetales crudis, el jugo puede ser una forma más sabrosa y fácil de obtener los nutrientes que necesita.

Otro beneficio del jugo de vegetales crudos es que es más fácil de digerir para el hígado. También hace que los nutrientes en los vegetales sean más fáciles de absorber por su cuerpo. Algunas de los vegetales más beneficiosas en la desintoxicación del hígado incluyen las coles de Bruselas, la coliflor y el repollo. Los sabores de estos vegetales pueden no sonar apetitosos; Sin embargo, puede incluir otros vegetales crudos para alterar el sabor. Los vegetales que son buenos para agregar nutrientes y sabor adicionales incluyen vegetales de hoja verde, remolacha, pepino y zanahoria. Todos estos vegetales ayudan a desarrollar un nivel de pH equilibrado al reducir los niveles de ácido en el cuerpo.

Encontrar una combinación de sabor que prefiera requerirá algo de experimentación. Considere agregar otros jugos frescos y crudos o hierbas frescas para desarrollar un sabor único. Algunas hierbas sabrosas incluyen menta y perejil. Uno de los jugos de vegetales crudos más beneficiosos para la desintoxicación del hígado es el de las zanahorias orgánicas. El betacaroteno, un nutriente que se convierte en vitamina A, se encuentra en las zanahorias. La vitamina A es esencial para eliminar las toxinas del cuerpo y reducir la grasa del hígado. La raíz de jengibre es otro aditivo beneficioso para el jugo de vegetales crudos. El jengibre favorece la digestión y es antiinflamatorio. Las naranjas también agregan un gran sabor dulce y/o picante al jugo. Además, las naranjas entregan vitamina B6, vitamina A y vitamina C.

El jugo de vegetales contiene una gran cantidad de fibra. Estas grandes cantidades de fibra apoyan su digestión y aceleran su proceso de eliminación. Tener una eliminación rápida de toxinas significa que su cuerpo no tiene tiempo para almacenarlas, lo que puede acumularse y dañarlo.

## Consejo # 3: Los alimentos ricos en potasio son esenciales

Necesita comer más de 4.500 miligramos de potasio todos los días. ¿Está seguro de que está recibiendo esta cantidad constantemente? ¡Probablemente no! Los alimentos que contienen niveles más altos de potasio lo ayudan a reducir el colesterol, a mantener la salud de su corazón, a la limpieza del hígado y a reducir la presión arterial sistólica. Hay suplementos de potasio disponibles, pero debe intentar obtener su cantidad de potasio a través de alimentos saludables como batatas, salsas de tomate, vegetales, frijoles, plátanos y melaza.

### Batata

Muchas personas piensan de inmediato que necesitan comer más plátanos para aumentar su consumo de potasio; Sin embargo, las batatas son en realidad la fuente más rica de potasio. Además del betacaroteno y una gran cantidad de fibra, una batata de tamaño mediano proporciona alrededor de 700 miligramos de potasio. Las batatas también son bajas en calorías pero contienen altos niveles de hierro, magnesio y las vitaminas B6, C y D. Las batatas también tienen un sabor naturalmente dulce de azúcares naturales. Los azúcares naturales se dispersan lentamente a través del torrente sanguíneo gracias a la función del hígado. La belleza de este proceso natural es que se regula a sí mismo, evitando los picos de azúcar en la sangre que causan los azúcares refinados.

**Salsa de tomate**

Los tomates también contienen varios nutrientes, incluido el potasio. Cuando los tomates se entregan en forma de pasta, puré o salsa, los beneficios de los tomates se concentran más significativamente. Por ejemplo, una taza de tomates frescos ofrece alrededor de 400 miligramos de potasio, ¡pero una taza de puré de tomates contiene más de 1,000 miligramos! Para asegurarse de obtener los mayores beneficios en una pasta, puré o salsa, seleccione productos orgánicos de tomate.

Si tiene la intención de hacer su propio concentrado, considere la siguiente receta para aprovechar al máximo su esfuerzo y los nutrientes de la fruta:

**Ingredientes:**

Tomates orgánicos, cortados a la mitad

**Direcciones:**

1. Caliente su horno a 425 grados Fahrenheit. Coloque los tomates a la mitad en una bandeja para hornear boca abajo.
2. Ase los tomates hasta que la piel comience a marchitarse.
3. Retire la sartén del horno y deje que los tomates se enfríen.
4. Una vez frío, pellizca o desliza las pieles y coloca la carne en una licuadora o procesador de alimentos. Pulsa los tomates para aplastarlos suavemente.
5. Vierta los tomates triturados y asados en un colador o colador para eliminar las semillas, si lo prefiere. Colar con la frecuencia que prefiera o necesite.
6. Vierta la mezcla colada en un horno holandés o en una olla grande sobre la estufa. Cocine a fuego lento la salsa por hasta 2 horas o hasta que la salsa esté espesa. Recuerde, la salsa continuará espesando después de que la retire del

fuego, así que deje de hervir a fuego lento justo antes de que la salsa alcance la consistencia que prefiere.

## Vegetales de hoja verde

Una taza de espinacas o remolacha contiene una gran cantidad de antioxidantes y más de 1.300 miligramos de potasio. Estos ingredientes son fáciles de agregar al jugo crudo y pueden ayudar poderosamente al hígado. Para agregarlos a su dieta, corte los vegetales y agréguelos a su mezcla de jugo o espolvoree encima de las ensaladas. También puede saltear rápidamente sobre su estufa. Además, las hojas de remolacha ayudan al flujo de la bilis y limpian la vesícula de forma natural.

## Frijoles

Hay múltiples frijoles saludables que puede elegir para agregar a su dieta. Los frijoles contienen una gran cantidad de potasio además de fibra y proteínas. Los frijoles como los pallares, frijoles comunes y los frijoles blancos son excelentes opciones y buenas alternativas a otros como los garbanzos. En lugar de hacer hummus con garbanzos, pruebe uno de los otros frijoles en su receta y disfrute de su nueva creación con palitos de apio y zanahorias.

## Melaza

Cualquier melaza no es la mejor fuente de potasio; sin embargo, la melaza negra puede proporcionar una porción significativa de su valor diario recomendado de potasio además de otros nutrientes como cobre, manganeso, calcio y hierro. De hecho, solo 2 cucharaditas de melaza negra proporcionan aproximadamente el diez por ciento de la cantidad recomendada de potasio.

Una manera fácil de incorporar melaza a su dieta es reemplazando otros edulcorantes que usa. Úselo en gachas hechas con quinoa, encima de avena cortada, o haga salsa barbacoa casera con él. Incluso revolver las dos cucharaditas en el café de la mañana es una excelente manera de agregar dulzura y nutrientes. El beneficio adicional de agregar melaza a su café es que enriquece el sabor mientras reduce el sabor ácido.

**Plátano**

Los plátanos son ricos en potasio. Agregar una sola banana mediana a un batido es una excelente manera de aumentar el potasio y endulzar la bebida. Un plátano mediano proporciona alrededor de 470 miligramos de potasio, ayuda a la digestión y libera metales pesados y toxinas de su cuerpo. Cuando está haciendo la desintoxicación del hígado, estos beneficios son esenciales. Asegúrese de tener siempre suficientes plátanos a mano para agregar a sus alimentos o para picar durante su desintoxicación.

## Consejo # 4: haz un enema con café

Un enema ayuda con el estreñimiento, pero un enema con café también lo ayuda a recuperar más energía y a apoyar su desintoxicación hepática. Los enemas se dirigen a la parte inferior del intestino grueso. Hay muchas formas y recursos para ayudarlo a completarlo en su hogar, a diferencia de otras intervenciones, como un colon. Los colónicos se dirigen al intestino lleno y requieren la asistencia de un profesional. Esto hace que un enema sea una acción más accesible y "atractiva" para ayudar en la desintoxicación del hígado. Puede comprar un kit de enema en la mayoría de las farmacias o tiendas de conveniencia.

Al hacer un enema de café, el café orgánico se mantiene en el intestino. Al retenerlo en la parte inferior del intestino grueso, permite que la pared del intestino absorba el líquido del café y lo transporte al hígado. La absorción del café orgánico estimula la producción y el flujo de bilis. Esta patada de estimulación inicia el hígado y la vesícula biliar. Cuando su hígado y la vesícula biliar se inician, comienza a producir glutatión, un compuesto químico que es un limpiador fuerte. Este compuesto químico ayuda a eliminar la acumulación tóxica en su cuerpo.

Mover las toxinas rápidamente es esencial durante la desintoxicación del hígado. Para obtener un enema de café, hierva tres tazas de agua destilada o filtrada con 2 cucharadas de café molido y orgánico. Una vez que la mezcla hierva, baje el fuego y cocine a fuego lento durante unos 15 minutos. Cuando termine, deje que la mezcla se enfríe a temperatura ambiente. Una vez que la mezcla de café esté completamente fría, colóquela a través de una gasa para eliminar todo el sedimento del líquido. Use este líquido en su kit de enema. Una vez que se inserta el líquido, trate de mantener el líquido adentro por hasta 15 minutos. Cuando llegue a 15 minutos o su límite, suelte.

## Consejo #5: Los suplementos para la cúrcuma, el diente de león y el cardo de leche son beneficiosos

### Cúrcuma

Diversas afecciones de salud, como el dolor crónico, la salud de la próstata, la salud de los senos, la osteoartritis, la depresión, el cáncer y la enfermedad de Alzheimer, son todas las investigaciones científicas actuales que se realizan sobre el efecto de la cúrcuma en estas afecciones. Los resultados preliminares ya muestran que la cúrcuma puede soportar el metabolismo y los tejidos del hígado, regula el equilibrio de nuestro azúcar en la sangre, ayuda a las digestiones, minimiza el dolor en las articulaciones y ayuda a minimizar la depresión. Se espera que surjan más beneficios a medida que la investigación se publique continuamente.

## Diente de león

Muchas personas que tienen que mantener cualquier tipo de césped odian los dientes de león. Esta hierba se mueve libremente e infesta el suelo cada primavera y durante todo el verano. Si bien puede ser una molestia en el patio, estas pequeñas flores contienen minerales y vitaminas beneficiosas desde sus pedales hasta sus raíces. Cuando ingiere diente de león, ayuda a que su hígado se desintoxique más fácilmente al actuar como diurético y acelerar la eliminación de toxinas. Además, el diente de león ayuda a alterar la digestión, la acidez estomacal, los niveles de azúcar en la sangre desequilibrados y un sistema inmunológico debilitado. Puede tomar la raíz de diente de león como suplemento o beberla en un té de hierbas para la desintoxicación del hígado.

## Cardo de leche

Una hierba de desintoxicación ideal es el cardo mariano. Muchos familiarizados con esta hierba lo consideran el "rey" de las hierbas utilizadas para la desintoxicación. Por eso es tan importante y valioso durante la desintoxicación del hígado. Parte del beneficio de consumir cardo mariano incluye la eliminación de alcohol en el hígado, los contaminantes del medio ambiente, los medicamentos recetados y la acumulación de metales pesados. Para los pacientes que reciben radiación o quimioterapia, experimentan una serie de efectos secundarios no deseados, que el cardo mariano puede ayudar a reducir. Para apoyar la regeneración del hígado, la silimarina activa en el cardo mariano es beneficiosa para la fortaleza de las paredes celulares del hígado. Tome un suplemento de cardo mariano o bébalo en un té de hierbas diseñado para la desintoxicación del hígado.

### ¡Prima! Raíz de bardana

Al igual que el diente de león, esta raíz es útil para desintoxicar la sangre, lo que luego ayuda a la función del hígado. Al igual que el cardo mariano, la raíz de bardana también se puede tomar como un suplemento o en un té de desintoxicación del hígado.

## Consejo #6: Tome suplementos de hígado o coma carne de hígado orgánica regularmente

El consumo de carne de hígado orgánico de pollo o ganado joven y saludable que se alimenta con pasto contiene la mayor cantidad de coQ10, cromo, zinc, cobre, hierro, colina y ácido fólico, vitamina A y vitaminas B. Para obtener la mayor cantidad de nutrientes de un alimento, no puede hacerlo mejor que comer hígado.

Si comer hígado no es una opción, ingiera suplementos de hígado de res. Asegúrese de elegir suplementos que ofrezcan una garantía de que no se usan antibióticos, pesticidas u hormonas para el cuidado y la alimentación de los animales. Esto asegura que obtenga los mejores y más nutrientes en los suplementos.

# Capítulo 6: Remedios naturales para la enfermedad del hígado graso

Actualmente, solo se ofrecen dos terapias principales para NAFLD. El primero es el uso de medicamentos e intervenciones farmacéuticas. El segundo es intervenir en su estilo de vida. La intervención incluye realizar o aumentar el ejercicio físico, modificar su dieta o reducir su peso corporal. La terapia más común es la intervención en el estilo de vida, modificaciones específicas a su dieta y la reducción de su peso corporal. Estos dos a menudo van de la mano. Las enfermedades metabólicas, como la hiperlipidemia y la obesidad, así como la NAFLD, pueden ralentizarse a través del ejercicio moderado y a largo plazo.

A pesar de saber que la intervención en su estilo de vida puede reducir la progresión de la NAFLD, los mecanismos subyacentes a este beneficio aún se desconocen. Varios estudios científicos publicados ilustran los beneficios de la intervención en el estilo de vida, pero ninguno señaló con firmeza el motivo. Aún así, es innegable el potencial de beneficios terapéuticos. Estas intervenciones naturales, o remedios, tienen resultados más beneficiosos en estudios científicos que las intervenciones farmacéuticas. La terapia farmacéutica incluye varios medicamentos, incluidos los bloqueadores del sistema renina-angiotensina, agentes hipolipemiantes, sensibilizadores de insulina y antioxidantes. Algunos estudios en animales y células muestran resultados prometedores, pero pocos ensayos clínicos en humanos son positivos.

Existen varios efectos beneficiosos en los remedios herbales para el cese de la NAFLD. La atención a estos remedios naturales ha aumentado en los últimos años porque están disponibles en todo el mundo; típicamente tienen pocos o ningún efecto secundario, y múltiples estudios clínicos y básicos respaldan su efectividad.

# Hallazgos actuales de remedios naturales para el tratamiento de NAFLD

## Baya de Goji, Wolfberry o Lycii Fructus

De la familia Solanaceae, la baya de goji es el fruto del Lycium Barbarum. La medicina china hizo famosa a esta fruta por sus beneficios para los ojos y el hígado. El LBP, o la parte de polisacárido de la fruta, es la parte más beneficiosa de la baya de goji. Los resultados de estudios modernos muestran que LBP tiene una variedad de beneficios biológicos, incluida una reducción en el riesgo de tumores, mantenimiento del metabolismo de la glucosa, neuroprotección, inmunorregulación y capacidades antioxidantes.

Estudios clínicos adicionales muestran que el jugo de LBP aumenta la cantidad de inmunoglobulina G, los niveles de interleucina-2 y los linfocitos en humanos. La reducción de la formación de peróxido de lípidos y el aumento de los niveles de antioxidantes en suero son beneficios adicionales de LBP.

Los primeros hallazgos muestran que LBP evitó la propagación y alentó la apoptosis de las células de hepatoma en el hígado. Un estudio adicional ilustró los atributos protectores de LBP cuando se incorporó a una dieta alta en grasas que causó lesiones por estrés oxidativo en el hígado. En estas situaciones, LBP aumentó la actividad de las enzimas antioxidantes y los productos del estrés oxidativo para ayudar a proteger contra otras lesiones por estrés oxidativo en el cuerpo. Otros estudios mostraron las poderosas propiedades curativas de LBP en la enfermedad del hígado graso relacionada con el alcohol y cómo puede ayudar en la regeneración del hígado.

### Ajo o Allium Sativum

Hay una larga historia de usos medicinales y culinarios del ajo en la región mediterránea, Egipto y Asia. Un informe reciente publicó que comer un pedazo entero de ajo ayudó a mejorar la resistencia a la glucosa en la sangre, el metabolismo de los lípidos y el estrés oxidativo. La reducción de la actividad del sistema citocromo P450 y el aumento de la actividad antioxidante dieron como resultado un estudio cuando el ajo negro envejecido se combinó con la administración de etanol crónico en ratas. También se ha descubierto que el ajo ayuda a proteger y reparar el daño hepático causado por CCl4. Cuando se combina con otros remedios medicinales y naturales, el ajo mejora los efectos beneficiosos de reducir la esteatosis, la inflamación, el estrés oxidativo y la fibrosis. Finalmente, el ajo también ayuda a prevenir mayores daños al hígado en pacientes con NAFLD.

### Té verde

Otro remedio natural es la planta de té verde. Este remedio es una de las plantas más documentadas que se usa para prevenir problemas hepáticos. En las últimas dos décadas, una mayor atención sobre las propiedades beneficiosas y curativas de esta planta ha respaldado sus capacidades en la salud del hígado. La planta Camellia Sinensis proporciona las hojas utilizadas para hacer té verde. La planta se encontró originalmente en China, pero se extendió por Asia a lugares como Vietnam, Corea y Japón. Ahora se ha extendido a lugares occidentales, infiltrándose en las culturas del té negro.

Los ratones tratados con CCl4 también recibieron EGCG puro, o epigalocatequina-3-galato, en un estudio impactante. EGCG es el polifenol primario del té verde. El resultado mostró beneficios a nivel bioquímico e histológico. Afectó la inflamación, el estrés oxidativo y ayudó a resolver la lesión hepática. En otro estudio reciente, se demostró que el EGCG previene la entrada y el paso de la hepatitis C. Las ratas de laboratorio obesas en un estudio realizado sobre la enfermedad hepática y el EGCG encontraron beneficios tanto en la salud del hígado como en la reducción del peso no deseado.

## Resveratrol

Las uvas rojas contienen una fitoalexina que se puede extraer, que se llama resveratrol. Está bien documentado para proteger contra la inflamación y el estrés oxidativo. Es uno de los remedios naturales más aceptados debido a sus poderosas propiedades y su disponibilidad mundial. Estudios recientes han demostrado que el resveratrol es un tratamiento efectivo para la NAFLD. Este es un remedio efectivo para usar todos los días para prevenir y curar la enfermedad del hígado graso.

## Cardo de leche

Como se mencionó en el Capítulo anterior, el cardo mariano es una planta beneficiosa durante una desintoxicación del hígado. El cardo mariano pertenece a la familia de las margaritas y produce dos derivados importantes, la silimarina y la silibina. Se han publicado más de 10,000 informes en los últimos diez años sobre los beneficios del cardo mariano en el cuerpo, y específicamente sobre la salud del hígado. Los hallazgos en estos informes vinculan los efectos de los dos derivados con resultados hepatoprotectores, quimiopreventivos y antioxidantes. En el hígado específicamente, la silimarina y la silibina mejoran los efectos de los antioxidantes. También, directa e indirectamente, afectan la fibrosis y la inflamación en el hígado. Un estudio adicional muestra que los pacientes que padecen hepatitis C crónica y NAFLD experimentaron mejores efectos de la silimarina debido al aumento de las concentraciones de plasma de flavonolignano y la circulación enterohepática de amplio rango.

## Decocciones adicionales y derivados a considerar

Los remedios naturales adicionales que se han utilizado en la medicina tradicional china y que ahora son compatibles con la biología experimental, la farmacología y la química, incluyen la berberina. La hierba Coptidis Rhizoma de China contiene este alcaloide aislado, que tiene un efecto antesteatótico. También reduce la respuesta inflamatoria de la hepatitis. Actualmente, no existen estudios modernos que vinculen directamente la berberina con el tratamiento de la NAFLD.

## Sugerencias naturales adicionales

- Minimice la ingesta de azúcar a menos de 30 gramos por día.
- Reduce el estrés.
- Disminuya su ritmo de vida.
- Coloque un paquete de aceite de ricino sobre el hígado varias veces a la semana.
- Un par de veces a la semana come vísceras orgánicas.
- A primera hora de la mañana bebe ocho onzas de remolacha kvas.
- Incorpore actividad física de bajo impacto y para aliviar el estrés, como yoga o caminar en su actividad semanal.

# Capítulo 7: Alimentos y bebidas de dieta saludable para la enfermedad del hígado graso

Casi un tercio de la población estadounidense adulta está afectada por la enfermedad del hígado graso. Se trata de las causas principales de insuficiencia hepática y una vez que el hígado falla, no hay otra opción de tratamiento a largo plazo que no sea un trasplante de hígado. Muchos casos de la enfermedad del hígado graso no se diagnostican hasta el final de la enfermedad, lo que hace que parte del daño sea irreversible. Sin embargo, es posible prevenir y tratar la enfermedad para mejorar su duración y calidad de vida. Uno de los métodos más comunes de prevención y tratamiento incluye cambios en la dieta. No importa si tiene una enfermedad del hígado graso alcohólico o una enfermedad del hígado graso no alcohólico, la dieta puede mejorar la salud de su hígado.

Las reglas generales a seguir para una dieta saludable para el hígado incluyen:

- No consumir alcohol.
- Consumir una cantidad muy pequeña de grasas saturadas, carbohidratos refinados, grasas trans, sal y azúcar.
- Modificar su dieta para incluir varios granos enteros y plantas con alto contenido de fibra, como las legumbres.
- Comer grandes cantidades de vegetales y frutas.

Debido a que la enfermedad del hígado graso es una acumulación de grasa en el hígado, es importante reducir la cantidad adicional de grasa que ingiere. También puede concentrarse en reducir su ingesta calórica para ayudar a perder peso, lo que también puede ayudar a aliviar la enfermedad del hígado graso y el estrés adicional en su cuerpo. Cuando pierde peso no deseado, disminuye el riesgo de contraer la enfermedad del hígado graso. Si tiene sobrepeso, establezca el objetivo de perder aproximadamente el 10% de su peso corporal actual.

## Cómo curar la enfermedad del hígado graso a través de los alimentos

A continuación se enumeran algunos de los mejores alimentos y bebidas que debe consumir durante una desintoxicación del hígado y al mismo tiempo que respalda su función hepática saludable.

### 1. Café

¡De nada, amantes del café! Los informes han demostrado que beber café ayuda a reducir las enzimas inusuales en el hígado. Además, los pacientes con enfermedad del hígado graso que también toman café regularmente a menudo tienen menos daño en el hígado que aquellos que no lo toman. Cantidades moderadas de cafeína pueden minimizar las enzimas hepáticas anormales, lo cual es especialmente importante para las personas con riesgo de desarrollar la enfermedad del hígado graso.

### 2. Hojas verdes

Estos superalimentos también bloquean la acumulación de grasa. Por ejemplo, el brócoli previno la acumulación de grasa en el hígado en ratas en un estudio. La espinaca, la col rizada y las coles de Bruselas también ayudan a perder peso. Busque recetas que usen muchos vegetales de hojas verdes para obtener una poderosa dosis todos los días.

### 3. Tofu

El tofu es una buena fuente de proteínas y también es bajo en grasas, pero es la proteína de soya en los alimentos que beneficia específicamente a quienes padecen enfermedad del hígado graso. Las ratas en un estudio en la Universidad de Illinois revelaron el poder del tofu y la proteína de soja para proteger contra la acumulación de grasa en el hígado.

### 4. Pescado

Reduce la inflamación y mejora los niveles de grasa en el hígado con el apoyo de los ácidos grasos omega-3. Estos ácidos beneficiosos se pueden encontrar en alimentos como la trucha, el atún, las sardinas y el salmón. Todos estos se consideran peces "grasos", pero proporcionan una grasa saludable que su cuerpo puede descomponer fácilmente en comparación con otras grasas que se almacenan fácilmente en el hígado. Cuando prepare pescado, recuerde concentrarse en mantener la receta baja en grasa porque el pescado ya contiene suficiente grasa para su cuerpo.

### 5. Avena

Cuando está luchando contra la fatiga como un efecto secundario de la enfermedad del hígado graso o durante las primeras etapas del tratamiento de la enfermedad, puede ser difícil funcionar correctamente. Comer carbohidratos integrales como la avena puede proporcionarle a su cuerpo un impulso de energía que puede mantener durante largos períodos de tiempo. Además, las fibras en la avena ayudan a hacerle sentir lleno y a mantener esa sensación de saciedad. Finalmente, también se ha demostrado que la avena lo ayuda a mantener un peso corporal saludable.

### 6. Nueces

Otro alimento rico en omega 3 son las nueces. Cuando los pacientes con enfermedad del hígado graso consumen un pequeño puñado de nueces, a menudo tienen mejores resultados en las pruebas de hígado.

### 7. Aguacate

Proteja su hígado comiendo grasas saludables como las de los aguacates. La investigación actual muestra que los aguacates contienen químicos específicos que potencialmente reducen el daño al hígado. Los aguacates también son una rica fuente de fibra, que también ayuda a perder peso.

### 8. Leche baja en grasa

Un estudio publicado en 2011 en ratas informó que la proteína de suero en la leche puede ayudar a proteger contra el daño hepático, incluso si el daño ya existe. Consuma un vaso de leche por día o aproximadamente ocho onzas de queso animal orgánico alimentado con pasto para obtener resultados óptimos.

### 9. Semillas de girasol

La vitamina E es rica en semillas de girasol y es conocida por sus propiedades antioxidantes. Los antioxidantes ayudan a su hígado a protegerse de un daño mayor.

### 10. Aceite de oliva

Una tercera fuente de omega 3 en esta lista. Elija este aceite en lugar de mantequilla, manteca o margarina mientras cocina. También se ha demostrado que el aceite de oliva controla los niveles de peso saludable y reduce el nivel de enzimas hepáticas.

### 11. Ajo

Como se mencionó anteriormente en este libro, el ajo es útil para proteger y apoyar el hígado, así como para promover un peso corporal saludable. También es muy sabrosa, por lo que puede hacer que muchos platos sean deliciosos rápidamente. Es una buena fuente para quemar grasa acumulada y no deseada en el cuerpo.

### 12. Té verde

Otro alimento repetido en nuestra lista, el té verde, ha demostrado que lo ayuda a absorber y procesar las grasas en el cuerpo, en lugar de almacenarlas en su hígado. También se ha relacionado con una función hepática mejorada. Otros beneficios incluyen asistencia para dormir y colesterol reducido

## Alimentos adicionales que respaldan el hígado

- Remolachas

Rico en antioxidantes y activa las enzimas hepáticas, también mejora la producción de bilis y mejora la actividad física.

- Manzanas orgánicas

Rico en fibra, especialmente con la piel puesta, y asegúrese de que la fruta sea orgánica porque las manzanas tienden a ser una de las principales frutas y vegetales que tienen cantidades excesivas de pesticidas.

- Brotes de brócoli

Desintoxicante fuerte, rico en antioxidantes, aumenta el glutatión más que el brócoli, contiene un regulador hormonal llamado indol-3-carbinol y contiene sulforafano para combatir el cáncer.

- Alimentos fermentados como chucrut, kéfir, kombucha, kimchi o encurtidos. Promueve la digestión y eliminación a través de compuestos bacterianos buenos.

- Frutas cítricas como limones, limas, naranjas o toronjas.

Ayuda al hígado a limpiar y crear enzimas para la desintoxicación.

- Zanahorias

Rico en betacaroteno y flavonoides vegetales, y contiene vitamina A para la prevención de enfermedades hepáticas.

- La mayoría de las formas de vegetales.

La coliflor y el brócoli contienen glucosinolato para desintoxicar la producción de enzimas y azufre para la salud general del hígado. La espinaca y otros vegetales de hoja verde son ricas fuentes de clorofila para ayudar a eliminar las toxinas de la sangre y también proporcionan un equilibrio alcalino a los metales pesados en el hígado.

## Bebidas Adicionales para el Apoyo del Hígado

- Jugo de arándano: la fibrosis, que es la cicatrización que es el resultado de una enfermedad hepática, fue el tema del estudio publicado en la revista PLOS One en marzo de 2013. Los animales en el estudio fueron alimentados con jugo de arándano para observar los efectos que tiene sobre fibrosis durante un período de ocho semanas. Los resultados del estudio indican que el jugo de arándano aumenta la capacidad del hígado para soportar los niveles de estrés oxidativo y aumentar las proteínas que ayudan al hígado a luchar contra la fibrosis. El estrés oxidativo ocurre cuando las células son dañadas por los radicales libres que son moléculas inestables.

- Jugo de naranja roja: en el 2012, un estudio publicado en el World Journal of Gastroenterology concluyó que la acumulación de grasa se previene cuando los participantes consumen regularmente jugo de naranja roja. En el transcurso de 12 semanas, los animales obesos en el estudio, fueron alimentados con el jugo todos los días. Según el estudio, las ratas experimentaron varias respuestas saludables, incluida la sensibilidad a la insulina mejorada, la reducción de los triglicéridos y el colesterol en general, la disminución del peso corporal y la protección contra la acumulación de grasa en el hígado. La hormona, la insulina, regula los niveles de azúcar en la sangre. Es importante que el cuerpo sea sensible a esta hormona para que pueda regular el azúcar en la sangre adecuadamente. Si el cuerpo no tiene una sensibilidad estable a la insulina, es probable que la persona desarrolle diabetes.

- Jugo de fruta de Noni: Noni es una planta que crece en climas tropicales y produce fruta de noni. Es botánicamente conocido como Morinda Citrifolia. Las tiendas de salud son los principales proveedores de suplementos de jugo de noni en los Estados Unidos. Es probable que encuentre jugo de noni mezclado con otros jugos de frutas, más comúnmente jugo de uva. La conclusión del estudio del 2008 sobre animales, que se publicó en la revista Plant Foods and Human Nutrition, muestra que el daño de las toxinas en el hígado se minimiza cuando los participantes beben jugo de noni regularmente.
- Una nota sobre el jugo de frutas: los jugos de frutas a menudo contienen azúcar refinada agregada. Asegúrese de leer las etiquetas cuidadosamente. Elija jugos que tengan poco o nada de azúcar agregado y también busque el contenido de jugo. Intente comprar jugos etiquetados como 100% jugo, si es posible. Muchas marcas de jugo incluirán solo una pequeña porción de jugo de fruta en su botella. Esto ocurre a menudo con el jugo de arándano. El jugo también contiene altos niveles de calorías y la fibra de la fruta ha sido eliminada. Obtendrá mucha menos fibra que

si se comiera la fruta entera sola. Para aquellos interesados en exprimir su fruta, tenga en cuenta que algunas frutas solo están disponibles en temporada. Por ejemplo, las naranjas rojas están en las tiendas desde el mes de enero hasta mediados de abril. Si puede encontrarlos en tiendas fuera de esos tiempos, lo más probable es que sean más caros y no de gran calidad.

## Evite los siguientes alimentos:

1. Sal: demasiada sal hace que su cuerpo retenga agua. Asegúrese de no consumir más de 1,500 miligramos por día.
2. Carne roja: estos culpables son fuentes de grasas saturadas no deseadas. Las carnes de res y charcutería específicamente deben evitarse.
3. Pasta blanca, arroz y pan: los alimentos blancos indican que se ha procesado. Los alimentos procesados aumentan el azúcar en la sangre y carecen de fibra y otros nutrientes que ofrecen sus contrapartes integrales.
4. Alimentos fritos: todo lo frito será rico en calorías y grasas no saludables.
5. Azúcar adicional: los jugos de frutas, refrescos, galletas y dulces tienen un alto contenido de azúcar refinada y agregada. Estos aumentan el azúcar en la sangre y pueden aumentar la acumulación de grasa en el hígado.

## Un ejemplo de plan de dieta

El próximo Capítulo cubrirá los planes de comidas y las recetas con más profundidad, pero a continuación se presenta un ejemplo de plan de comidas para ilustrar cómo puede ser una dieta de desintoxicación de hígado graso.

| Hora de Comida | Desayuno | Almuerzo | Cena | Aperitivos |
|---|---|---|---|---|
| Menú | 8 onzas de café con leche descremada o baja en grasa.<br><br>1 taza de avena integral cubierta con 2 cucharadas de mantequilla de almendras y 1 plátano mediano, en rodajas. | 8 onzas de leche baja en grasa.<br><br>1 manzana mediana<br><br>8 onzas de brócoli al vapor, zanahoria u otras hojas verdes.<br><br>1 papa pequeña horneada.<br><br>3 onzas de pollo a la parrilla.<br>1 taza de espinacas frescas cubiertas con aceite de oliva y vinagre balsámico. | 8 onzas de brócoli al vapor, zanahorias u otro vegetal.<br><br>8 onzas de bayas frescas mezcladas.<br><br>8 onzas de leche baja en grasa.<br><br>1 rollo integral.<br><br>3 onzas de salmón horneado.<br><br>una pequeña ensalada mixta de frijoles. | 2 cucharaditas de hummus con palitos de vegetales frescos.<br><br>1 cucharada de mantequilla de almendras sobre manzanas frescas en rodajas. |

## Sugerencias de remedios naturales adicionales para la enfermedad del hígado graso

Otros remedios naturales a considerar no incluyen la dieta. Estos cambios pueden mejorar su salud general, incluida su función hepática. Algunos de estos remedios incluyen:

**Aumente su actividad física.**

Cuando combina una dieta con ejercicio, no solo pierde el exceso y el peso no deseado, sino que también puede controlar su salud general y su enfermedad hepática con esta combinación. El objetivo debe ser un mínimo de 30 minutos de actividad moderada a alta varios días a la semana.

**Reduzca su colesterol.**

Si no puede reducir su colesterol a través de la dieta y el ejercicio solo, es posible que deba trabajar con su profesional de la salud para comenzar ciertos medicamentos que lo ayuden. Es importante reducir sus niveles de triglicéridos y colesterol. Puede hacer esto a través de su dieta minimizando o eliminando el azúcar agregado y las grasas saturadas.

**Mantenga la diabetes bajo control.**

La enfermedad del hígado graso a menudo acompaña a la diabetes y viceversa. Cambiar su dieta y sus niveles de actividad física son métodos de tratamiento efectivos para estas dos enfermedades. Si estos dos remedios no reducen sus niveles de azúcar en la sangre a un nivel saludable, también debe hablar con su profesional de la salud para estabilizar su azúcar en la sangre con medicamentos.

# Capítulo 8: Planes de alimentación y qué alimentos y bebidas evitar

¿Ha decidido que este es el fin de semana que está haciendo una desintoxicación o limpieza del hígado? Si todavía está pensándoselo, tal vez debería ponerlo en su agenda. Una desintoxicación tiene la reputación de ser una situación desafiante y que altera la vida, pero una desintoxicación breve centrada en alimentos saludables es más fácil y menos dolorosa de lo que probablemente imagina. Su hígado es un órgano increíblemente importante en su cuerpo, y su piel es el único órgano más grande que tiene. Una desintoxicación es una forma en que puede ayudarlo a funcionar mejor todos los días al darle un descanso a los alimentos que son difíciles de procesar, que están llenos de conservantes y son tóxicos para su salud. Su hígado respalda la mayoría de sus funciones corporales, incluida su digestión, reproducción, inmunidad y hormonas. Incluso su piel está respaldada por su función hepática.

Puede hacer todo este trabajo debido a la nutrición que deriva de lo que come. Las dietas de jugos son un método de desintoxicación común que se usa para ayudar al cuerpo a eliminar toxinas, pero es difícil seguirlas. Los dietistas y nutricionistas ahora son más propensos a sugerir y apoyar una limpieza basada en alimentos. Una desintoxicación que se centra en los alimentos que proporcionan a su hígado los nutrientes "correctos" hace que sea más fácil para los participantes, especialmente si son nuevos en la desintoxicación. Es mucho más fácil y menos comprometido que hacer una limpieza de jugo tradicional. Además, durante una limpieza de jugo, los participantes a menudo luchan con la desaceleración metabólica y los sentimientos de abstinencia y privación. Haciendo una desintoxicación a base de alimentos; Sin embargo, minimiza estos efectos secundarios.

## Alimentos para evitar en su plan de alimentación de desintoxicación del hígado

¡La buena noticia es que puede comer durante tu desintoxicación! Puede comer muchos alimentos excelentes y contar calorías no es realmente el enfoque del plan. En cambio, usted está enfocado en aumentar lo "bueno" mientras minimiza o elimina lo "malo". A continuación hay una lista de los pocos tipos de alimentos que debe evitar mientras participa en su limpieza:

1. Productos de soya, excepto tempeh si normalmente consume productos de soya.
2. Maíz
3. Carnes rojas u otras carnes grasas. Si come carne regularmente, quédese con la pechuga de pollo asada y magra.
4. Canola y aceites vegetales.
5. Café
6. Alcohol
7. Condimentos como salsa de tomate y mayonesa.
8. Alimentos ricos en sodio o sal añadida.
9. Alimentos procesados o fritos.
10. Productos con gluten como pasta y pan.
11. Todos los productos lácteos.
12. Alimentos ricos en azúcar, especialmente azúcar refinada añadida. La fruta y su azúcar natural están bien con moderación durante la desintoxicación.

## Consejos sobre cómo aprovechar al máximo su plan de alimentación de desintoxicación del hígado

Antes de preparar recetas y planificar su fin de semana de comidas, considere los ocho consejos a continuación antes de comenzar para que pueda aprovechar al máximo su tiempo.

1. Planee beber ocho onzas de agua con una rodaja de limón fresca a primera hora de la mañana. Esto ayuda a hidratar su cuerpo y prepararlo para eliminar las toxinas estancadas de la noche a la mañana.
2. Beba la mitad de su peso corporal en agua todos los días. Considere agregar una cucharadita de clorofila o espirulina en polvo a ocho onzas de agua para aumentar su desintoxicación. Puede agregar esto a su agua hasta tres veces al día durante su desintoxicación.
3. Elija alimentos orgánicos siempre que pueda para ayudar a eliminar las hormonas y toxinas agregadas.
4. Espolvoree semillas de lino o chía en sus alimentos. Estos contienen una rica dosis de fibra, que ayuda a su colon a eliminar los desechos tóxicos de su hígado. También puede crear un té de lino remojando 1 cucharada de lino en ocho onzas de agua caliente, luego colar el líquido para eliminar las semillas antes de beber.
5. Abastézcase de alimentos saludables para el hígado, como el cilantro, el perejil, el berro, la espinaca, el pepino, el rábano, el brócoli, los espárragos, la lima, el limón y la manzana. Estos se pueden comer fácilmente sobre la marcha o agregarse a otros alimentos para obtener un sabor y beneficios adicionales.
6. Planee hacer un batido o jugo verde todos los días. El estado líquido ayuda a su cuerpo a digerir los nutrientes y también le permite a su hígado absorber lo que necesita para una salud óptima. Considere agregar una taza de espinacas o vegetales de hoja verde a un puñado de otras frutas y vegetales para una alternativa de almuerzo o un "refrigerio" por la tarde.
7. Dos horas antes de acostarse, debe dejar de comer. Su hígado trabaja durante la noche para eliminar las toxinas

de su cuerpo mientras duerme, así que no le dé una sobrecarga justo antes de que comience su trabajo más duro.

8. Permítase descansar todo lo que necesite. El sueño ayuda a su cuerpo a restablecerse y recuperarse, así que asegúrese de darle tiempo mientras se desintoxica. Cuando se enfoca en descansar, su cuerpo puede promover la función ideal de todos sus órganos, incluido su hígado, y apoyar su digestión.

## Menú del plan de alimentación y muestra del plan de desintoxicación

### Viernes por la tarde

Comience yendo a la tienda de comestibles y comprando los alimentos frescos que necesita para este fin de semana. Coma una cena abundante y saludable con muchos vegetales y aproximadamente tres onzas de proteína magra, preferiblemente pescado como el salmón o el atún. Antes de irse a la cama, prepare un budín de semillas de chía con un puñado de fruta fresca encima para mañana por la mañana. Mientras se acuesta en la cama, beba ocho onzas de agua filtrada con una rodaja de limón fresca o una taza de té de cúrcuma. Asegúrese de acostarse lo suficientemente temprano para que pueda dormir ocho horas.

### Sábado temprano por la mañana

Lo primero, cuando se despierte, es beber ocho onzas de agua filtrada con una rodaja de limón fresca o una taza de té verde sin azúcar. Coma su budín de semillas de chía y agregue semillas o nueces en la parte superior, si lo prefiere. Nueces, pistachos, semillas de girasol o semillas de calabaza son buenas opciones.

Estas nueces o semillas ayudarán a agregar fibra a la comida y también lo ayudarán a mantenerse lleno por más tiempo.

**Sábado a media mañana**

Si comienza a sentir hambre pero es demasiado temprano para el almuerzo, prepare un batido verde o un jugo verde fresco. Asegúrese de incluir una hoja verde frondosa con frutas y vegetales sin edulcorante agregado. Los plátanos y la leche de coco sin azúcar son buenas opciones para agregar un poco de dulzura de forma natural.

**Sábado al mediodía**

Para el almuerzo, cocine fideos de algas marinas y cubra con vegetales en rodajas en un arco iris de colores. Considere las zanahorias naranjas y moradas, las remolachas, los pimientos, etc. Si necesita proteínas y más alimentos que lo llenen, ase el tempeh para agregarlo a la parte superior de la ensalada. A un lado, corte una manzana orgánica con una cucharada de mantequilla de almendras sin azúcar para mojar.

**Sábado por la tarde**

Si comienza a sentir hambre después del almuerzo pero es demasiado temprano para la cena, tome un puñado de zanahoria u otra verdura fresca. Un pequeño puñado de nueces, anacardos o almendras son otro buen bocadillo por la tarde. Beba agua de limón durante todo el día, especialmente si tiene hambre pero acaba de comer algo. Lo más probable es que su cuerpo tenga sed, no hambre si esto es lo que siente después de una comida o merienda.

**Sábado por la noche**

Prepare una comida saludable llena de vegetales y semillas. Considere agregar vegetales frescos a una hoja grande de lechuga de mantequilla untada con mantequilla de almendras sin azúcar y espolvoreada con semillas de girasol. Disfrute de una copa de kombucha orgánica o casera. Antes de acostarse, coloque un paquete de aceite de ricino sobre su hígado y luego disfrute de un baño tibio de sal de Epsom. Acuéstese a la cama en un buen momento para asegurarse de dormir las ocho horas completas.

### Domingo temprano por la mañana

Viértase un tazón de muesli sin gluten y sin granos mezclado con almendras sin endulzar o leche de coco. Cúbralo con fruta fresca y semillas, si lo prefiere. Beba una taza de té verde o mezcle arándanos frescos, una rodaja de limón y rodajas de pepino en ocho a diez onzas de agua filtrada para beber.

### Domingo al mediodía

Corte en espiral un calabacín para hacer un "zoodles" y mezcle con un pesto fresco hecho con hierbas, aceite de oliva, nueces trituradas y ajo. Sirva con un tazón de sopa fría de aguacate.

### Domingo por la tarde

Para un refrigerio, disfrute de una manzana o rábano en rodajas o prepare un hummus casero con frijoles saludables para el hígado y sírvalo con vegetales en rodajas. Llene su tarde con actividad ligera como meditación o yoga o una caminata corta y pausada. Asegúrese de beber mucha agua filtrada con sabor a limón o pepino.

### Noche de domingo

Cubra una ensalada grande de hojas verdes con 1/3 taza de tempeh, pollo asado o frijoles y un vinagre balsámico y aderezo de aceite de oliva. En su licuadora, agregue una taza de espinacas con arándanos, piña y un plátano para hacer un sabroso batido verde para beber. Antes de acostarse, coloque otro paquete de aceite de ricino sobre su hígado y tome otro baño de sal de Epsom, si lo desea. Asegúrese de irse a la cama a una hora decente para que pueda dormir nuevamente las ocho horas completas.

**Lunes desde la mañana hasta la noche**

Continúe con un desayuno de desintoxicación modificado para no sorprender a su cuerpo con alimentos viejos y poco saludables. En cambio, disfrute de ½ aguacate rebanado sobre huevos revueltos u otro budín de semillas de chía con nueces, semillas y fruta fresca. Beba ocho onzas de agua con una rodaja de limón o una taza de té verde antes de tomar un café. Intente seguir comiendo muchas frutas y vegetales durante todo el día y no tome alcohol esa noche.

## Una desintoxicación del hígado las 24 horas

Si no está interesado o no puede hacer una desintoxicación de fin de semana, considere hacer una limpieza de 24 horas. La semana previa al día de su limpieza, asegúrese de comer muchos de los siguientes alimentos:

- apio
- remolachas
- espárragos
- cítricos
- coles de Bruselas
- brócoli
- coliflor
- lechuga
- repollo
- kale

Evite el alcohol y los alimentos procesados antes del día de su limpieza también. El día de su limpieza, tome 72 onzas del siguiente líquido para beber durante todo el día. Además, asegúrese de beber al menos 72 onzas de agua.
Bebida de desintoxicación las 24 horas

**Ingredientes:**

- jugo de arándano
- nuez moscada
- raíz de jengibre
- canela
- zumo de naranja fresca de 3 naranjas
- 3 limones

**Direcciones:**

1. En un recipiente grande, mezcle tres partes de agua con una parte de jugo de arándano.
2. En una cacerola grande, ¼ cucharadita de raíz de jengibre rallada, ¼ cucharadita de nuez moscada y ½ cucharadita de canela en cuatro tazas de agua. Cocine a fuego lento durante 20 minutos.
3. Deje que la canela, el jengibre y el líquido de nuez moscada se enfríen a temperatura ambiente.
4. Exprima las naranjas y los limones en el líquido y revuelva para combinar.
5. Combine el líquido infundido con el jugo de arándano y revuelva bien.

## Recetas fáciles de sopa de desintoxicación

### Broccoli Soup

**Ingredientes:**

- Aceite de coco, 1 cucharadita.
- Floretes de brócoli, 2 tazas
- Tallos de apio picados, 2
- Chirivía, pelada y picada, 1
- Dientes de ajo picados, 2
- Zanahoria, pelada y picada, 1
- Cebolla picada, 1
- Caldo de vegetales bajo en sodio, 2 tazas
- Espinacas, 2 tazas
- Limón, jugo, ½
- Semillas de chía, 1 cucharada.
- Sal marina, ½ cucharadita.
- Mezcla de nueces y semillas, tostadas, si se prefiere.

**Instrucciones:**

1. En una olla grande, caliente el aceite a fuego lento. Combine el brócoli, el apio, las chirivías, las zanahorias, el ajo y la cebolla y cocine por cinco minutos. Revuelva a menudo.
2. Vierta el caldo y hierva. Cubra con una tapa y baje a fuego lento. Cocine a fuego lento durante 7 minutos o hasta que los vegetales estén cocidos pero no demasiado suaves.
3. Mezcle las espinacas y luego vierta la mezcla en una licuadora. Agregue las semillas de limón y chía. Licúe hasta que quede cremoso.
4. Agregue sal como prefiera y sirva con nueces y semillas calientes y tostadas, si lo desea.

## Sopa de remolacha

### Ingredientes:

- Remolachas, medianas, en cubos, 3
- Aceite de coco, 1 cucharadita.
- Zanahorias, cortadas en cubitos, 2
- Puerro, pequeño, cortado en cubitos, 1
- Dientes de ajo picados, 1
- Cebolla, cortada en cubitos, 1
- Caldo de vegetales, tibio, 2 tazas
- Sal marina, ¼ cucharadita.
- Semillas de chía, calabaza y girasol, si se prefiere.

### Instrucciones:

1. En una olla grande, coloque las remolachas adentro y cúbralas con agua. Lleve a ebullición y luego baje el fuego. Cocine a fuego lento sin tapar durante 30 minutos o hasta que las remolachas estén tiernas.
2. Drene las remolachas del agua y deje que se enfríe.
3. En una sartén grande, caliente el aceite a fuego lento. Combine la zanahoria, el puerro, el ajo y la cebolla y cocine por siete minutos. Coloque los vegetales en un plato para enfriar.
4. En la licuadora, combine la remolacha, los vegetales y el caldo tibio. Mezcle hasta que esté suave.
5. Agregue sal como prefiera y sirva con nueces y semillas calientes y tostadas, si lo desea.

# Conclusión

Gracias por llegar hasta el final de la Dieta del hígado graso - Guía sobre cómo terminar con la enfermedad del hígado graso, esperemos que sea informativo y capaz de proporcionarle todas las herramientas que necesita para lograr sus objetivos, sean cuales sean.

El siguiente paso para prevenir o curar la enfermedad del hígado graso es romper su calendario y decidir cuándo comenzará su dieta saludable para el hígado. Si no está seguro de cómo le irá haciendo una dieta que le cambie la vida, comience con la desintoxicación de 24 horas. Elija algunos de los ingredientes y elija un día para concentrarse en su hígado. Si se siente listo para más desafíos, bloquee un fin de semana para la dieta de 2 ½ días. Independientemente de lo que decida, solo asegúrese de decidir enfocarse en mejorar su función hepática y curar la enfermedad del hígado graso.

Después de saber cuándo va a hacer su desintoxicación, continúe concentrándose en la salud de su hígado. Continúe mejorando su salud nutriendo su cuerpo a través de comidas saludables. Revise los alimentos que respaldan el hígado enumerados a lo largo de este libro y abastezca su refrigerador y despensa con cosas que pueda integrar y agarrar cuando lo necesite. Haga que sea más fácil para usted tener siempre estos alimentos a mano y algunas recetas en las que puede confiar cuando está en apuros. Pruebe las recetas en el último Capítulo, pero elabore algunas propias según sus preferencias alimenticias.

El plan de dieta en el último Capítulo está diseñado para brindarle opciones rápidas y fáciles para ayudarlo a curar la enfermedad del hígado graso y mantener su hígado sano. Las desintoxicaciones del hígado aquí se centran en proporcionar a su cuerpo los nutrientes que necesita, así como en apoyar la salud del hígado. Como ha aprendido, este no es un libro sobre cómo perder peso mientras hace una desintoxicación del hígado poco saludable (e ineficiente). Se trata de apoyar su salud y su hígado curando la enfermedad del hígado graso. Si tiene problemas con la enfermedad del hígado graso u otro problema hepático, es importante que realice los cambios sugeridos en su dieta, no solo cuando esté completando una desintoxicación del hígado, sino con la mayor frecuencia posible. Siga su dieta de hígado graso y disfrute de los beneficios de una persona más sana y feliz.

www.ingramcontent.com/pod-product-compliance
Lightning Source LLC
Chambersburg PA
CBHW051224250726
48655CB00006B/2590
* 9 7 8 1 7 0 9 1 7 9 6 3 1 *